長生きしたければ座りすぎをやめなさい

早稲田大学教授
岡浩一朗

ダイヤモンド社

はじめに

「健康寿命は「座り方」で延ばせる！」

座って食事をする。

座って仕事をする。

座ってテレビを見たり、本を読んだりする。

座って友人や家族と団らん、おしゃべり。


……どれも、私たちの日常です。特別なこととは思わないでしょう。

ところが、その「座り」が、病を生む行為、命を縮める行為だとわかったのです。

正確に言えば、「座りすぎる」ことが健康を損なう行為なのですが、問題なのは、今、座った姿勢のまま一日の大半を過ごす人が増えていることです。

日本人は世界でいちばん長く座っている国民だったのです。

本書で取り上げるのは、その「座ってばかりいる」われわれが抱える問題です。

「デスクワークだから、座らないわけにはいかない」

「ゆっくり座ってテレビを見たい」

「パソコンを何時間も使うから」

座る理由は人それぞれですが、いつも座り続けていると、日に日に体が蝕まれる可能性があり、昨今、そのことが、世界的な問題になっています。

「Sitting is Killing You（座ることがあなたを殺す）」

そんな警告もあるほどです。

あなたも気をつけてください。座っている時間は、思った以上に長いものです。

そこで、ぜひとも身につけていただきたいのが、

「命を縮めない座り方」なのです。

●あなたの間違った座り方が老いを早めていた！

座ったまま長い時間じ〜っとして動かない。

これは、現代人特有の行動パターンですが、**まだほとんどの人はその危険性について知りません。**そこで、これからご一緒に、座りすぎの弊害と対策についてさまざま

な角度から見ていきたいと思います。

まず質問ですが、あなたは最近、次のような変調を感じることはありませんか？

・歩行中や階段の昇り降りなど、ちょっとしたシーンで「足が弱ったな」と感じる。
・年々、体力、気力が減退し、疲れやすくなった。
・健康診断の数値が気になっている。
・体が重く、おなかまわりの脂肪が増えてきた……。

中年を過ぎた方は、「歳のせいだ。しかたない」と思うかもしれませんが、実は、年齢とは別のある要因がかかわっていることが、近年の研究からわかってきました。その要因の一つが、「座りすぎ」です。

まだ耳慣れない方も多いでしょうが、「座りすぎ」はここ数年で世界的な関心が高まっている問題です。

長く座り続ける生活は、私たちの体を脅かし、糖尿病、高血圧、心疾患、脳梗塞、がん、さらにはうつ病や認知症など、多くの病を誘発することがわかってきました。

世界の識者たちも危機感を募らせ、各国で本格的な取り組みが始まっています。

●1時間座ると22分余命が縮まる――世界に衝撃を与えた研究結果

はじめに一つ、ショッキングな報告があります。

「テレビを1時間じっと座って見続けると、余命が22分短くなる」

これは、座りすぎ研究の最先端であるオーストラリアの研究機関が公表した内容です。ドキッとした方、大勢いらっしゃるのではないでしょうか。

「テレビを1時間じっと座って見る」ことなら、誰でもやっているでしょう。ドラマを見たり、スポーツ中継を観戦したりしていれば、1時間などあっという間です。そのたった1時間で、残りの生きられる時間が22分も削られてしまうというのです。

もしあなたが、この1週間続けて毎日テレビの前に1時間座ったとすれば、「22分×7＝154分」、すでに2・5時間を超える命が縮んだ計算になります。

1カ月だと「22分×30＝660分」で、なんと11時間も余命を削ってしまうことに

＊「余命」とは、ある年齢の人が残り何年生きられるかという医学的データ

なります。

決して脅すつもりはありませんが、じっと座り続けることは、それほどリスクの高い行為だということをまずお伝えしたかったのです。

座りすぎは、デスクワークが多いビジネスマンをはじめ、テレビやパソコンの前でよく座る人、車をよく運転する人、最近めっきり外で遊ばなくなった子供たちまで、老若男女すべての「座りすぎる人たち」にかかわる話題なのです。

「座ることが命を縮めるなんて、まさか」

と思うかもしれません。でも、ちょっと考えてみてください。

あなたは、朝起きてから夜寝るまでの間に、どれくらい座っていますか？　目の前の作業に集中しているときなど、時間がとぶようにすぎ「気がついたら夕方になっていた」ということ、ありませんか？

私たちの調査結果では、日本人が座る時間の平均は一日8～9時間で、多くの成人は、起きている時間の3分の2近くを座って過ごしているという報告もあります。

このほとんど動かない生活が致命的な運動不足を招き、血流を悪化させ、あらゆる病を呼び寄せてしまいます。

●ようやくＮＨＫや民放でも、この問題が取り上げられるようになった

最近は、一部メディアでも「座りすぎ」の問題を取り上げるようになりました。ＮＨＫの「クローズアップ現代」「あさイチ」など、民放では「世界一受けたい授業」などの人気番組で特集され、この問題の第一人者として私は出演、解説をいたしましたが、それもここ2年くらいのことです。

私がこの研究に興味を持ち始めた２０００年頃は、一部の専門家が注目する程度で、「座り方」より、歩き方や走り方に多くの関心が集まっていました。健康に関心のある人でも、**運動や食事には気を使うのに、なぜか「座る」には無頓着ではないでしょうか。**

私自身、もともと健康行動科学と行動疫学が専門でしたから「動く」ことにフォーカスした研究をしていたわけで、「もっと運動を！」と皆さんに呼びかけていました。やがて、「動かない」ことの多大なリスクを知ると、「座っている人を何とかして立

ち上がらせたい」という思いが強くなり、今では、日本では数少ない座りすぎの研究チームを率いる立場です。

またあとでご紹介しますが、早稲田大学所沢キャンパスにある私の研究室はちょっと変わった空間で、座りすぎ予防のノウハウを集めたショールームのようなつくりになっています。そこで学生たちとともに座りすぎ生活を正すための研究・実験を日々行っています。

座りすぎの研究を本格的に始めるきっかけは、実は、犬の散歩の研究でした。以前、高齢者専門の研究機関に勤務していたとき、犬の散歩をする人と、しない人の活動量や健康レベルに圧倒的な違いがあることに気づきました。犬の散歩をする人は、概して行動的で体も心も若々しく、そうでない人は、仕事をリタイアしたあと家にこもりやすく、活力が低下して病気にかかりやすくなる傾向が見られたのです。

犬の散歩をすることは、よく歩き、よく動くことに他なりません。それが健康や生きがいに多大な影響を与えているのです。

●1日11時間以上座る人は死亡リスク40%増し

年齢にかかわらず、アクティブに生きることは、健康維持のいちばんの基本です。ところが、私たち現代人は、座って動かない時間があまりにも多いのです。では、座ってばかりいる人の健康を守るには?

実地調査と研究のため、2012年にはオーストラリアに飛び、座りすぎの健康リスクに関する研究の第一人者であるメルボルンのネヴィル・オーウェン博士のもとで1年間の留学を経験しました。

オーストラリアは、国を挙げて座りすぎ問題に取り組み、国民に注意喚起するために〝脱・座りすぎキャンペーン〟を展開するほど熱心です。この国で行われた22万人規模の調査で、**「1日11時間以上座っている人は、4時間未満の人より死亡リスクが40%高まる」**という衝撃の結果が出たこともあり、国民の危機意識がぐっと高まっているところです。

職場の環境改善にも意欲的で、立ち机（高さ調節ができるスタンディングデスクや立って作業するワークステーション）を導入する企業が急速に増えています。

留学先で何より印象的だったのは、やはり座りすぎの研究で世界的に有名な学者デイビッド・ダンスタン氏のオフィスを訪ねたときです。彼のオフィスには、なんと椅子が一つもありませんでした。

「えっ、まさか！」と最初は驚愕して室内をキョロキョロしましたが、確かに、椅子は見当たりません。

このオフィスでは、すべての仕事を立って行っていたのです。

日本のオフィスはデスクと椅子がセットで置かれ、なるべく座ったまま効率よく多くの用事がこなせるように工夫されています。ところが、彼のオフィスは、見事に逆の発想でつくられ、徹底して「座らない」工夫がほどこされていたのです。

ＩＴ関連企業が密集する米シリコンバレーでも、立ってパソコンに向かう光景が急増していますが、健康科学、予防医学の観点からも、とても意味のある改革です。立って作業する時間を増やせば病気になるリスクは大幅に減らせるのです。

これらの国と比べると日本は遅れていますが、この1～2年で感度の高い経営者らが座りすぎに着目し始め、一部の企業では、立って働ける環境づくりが進んでいます。あと5年もすれば、日本のオフィスの風景もかなり変わっているでしょう。

●椅子から立ち上がるだけで、寿命が延びる！

座りすぎる生活を見直すことは、食事やサプリメントに気を配る以前に、体を管理するうえでどうしても欠かせない健康生活の基本です。

人は歩くこと、動くことで全身のすみずみに血液をめぐらせ、生きるために必要な酸素や栄養を取り込み、筋力、体力を高めることができます。

逆に、**じっと座って動かないと、足の筋肉が怠けて血流障害や代謝機能の低下が起こり、体、心、神経、すべての不調和を招いてしまいます。**

戦後、急速に生活が便利になったことで、今や、1日の4分の3を座って過ごす人も珍しくありません。その偏った生活習慣によって、多くの人が知らず知らずのうちに体を痛めつけているのです。

ただし、原因がわかれば、対策は明快です。

同じ姿勢でずっと座り続けないよう、座り方を変えればいいのです。

職業柄、どうしても座る時間が長くなってしまう人も、ちょっとした工夫で座りすぎのリスクは減らせます。

●「座る」ことの正しい知識を知ってください

「長く座らなければならないときも、できるだけひんぱんに立ち上がってください」

これは、座りすぎの直し方として、いつも必ずお伝えしていることです。

では、「ひんぱんに立ち上がる」時間の目安とは？　立てない場合は？　その具体的なメソッドはあとでじっくりご紹介しますが、まずは次のことを認識してください。

座り方を変えることが、
健康寿命を延ばし、充実した人生につながります。

本書は、どんな場にいても、座りすぎから身を守るためのお手伝いをさせていただきます。

前半では、世界中の研究報告をもとに、座りすぎのリスクについてできるだけわかりやすく解説し、後半の実践編では、パソコンやテレビの前からもっと立ち上がるコツ、昇降式デスクの上手な活用法、立ったついでにできるカンタンな足の運動、そして、どうしても立ち上がれないときの予防策までをたっぷりご紹介します。

コツコツ続けていると、体調によい変化があらわれ、これまで

のように座り続けなくなり、立って動くことが楽しみになっていくでしょう。

まずは、何も対策していなかった状況を少しずつ変えていきましょう。

本書を健やかで快適な人生へのきっかけにしていただけたら、心よりうれしく思います。さっそく、今から、座り方の見直し、始めましょう！

目次

はじめに　健康寿命は「座り方」で延ばせる！

第1章　最新医科学でわかった！ 座りっぱなしが万病の原因だった

第2章 病や死を招く、知らず知らずに座りすぎる職場や生活習慣とは？

第3章 たったこれだけ！ 自然と血流と代謝がよくなるちょっとの工夫

第4章 とにかくいいことだらけ！立つ生活で体調も能率も格段にアップ

第5章 体力不要！ ちょっとの工夫で座りすぎ生活はカンタンに直せる！

第6章 無意識なのに立つ→動く→もっと動くになる魔法がある！

第1章

最新医科学でわかった！座りっぱなしが万病の原因だった

「日本人がまだ知らない、座りすぎの恐怖」

●全員が「立って」作業する研究室の誕生

今、早稲田大学の所沢キャンパスにある私の研究室では、チーム全員で「座りすぎ」を正すための実験をしています。

「へ〜、これは面白い風景ですね」

初めて訪れた方は、皆さんちょっと驚いた反応を示されます。

何かとっておきの仕掛けがあるわけではありませんが、一般の研究室やオフィスと異なる点といえば、

・全員が立ってパソコンに向かっていること
・バランスボールチェアを使っていること

の2つです。机は、「立ち机」とも称される座っても立っても作業できる机で、高

さ調節ができる「ワークステーション（パソコンを置く台を上げ下げして使うタイプ）」と「スタンディングデスク（机の高さが変えられるタイプ）」の2タイプを用意。ゼミに所属する大学院生全員が使用し、皆がズラリと立って作業をしています（下の写真）。

研究生活はどうしても座る時間が多くなりがちなので、立ってパソコンを操作したり、資料を読んだりできる環境を整えているのです。

日本では、まだ「デスクワーク＝座ってするもの」という価値観が定着しているので、この光景は新鮮に映るのでしょう。

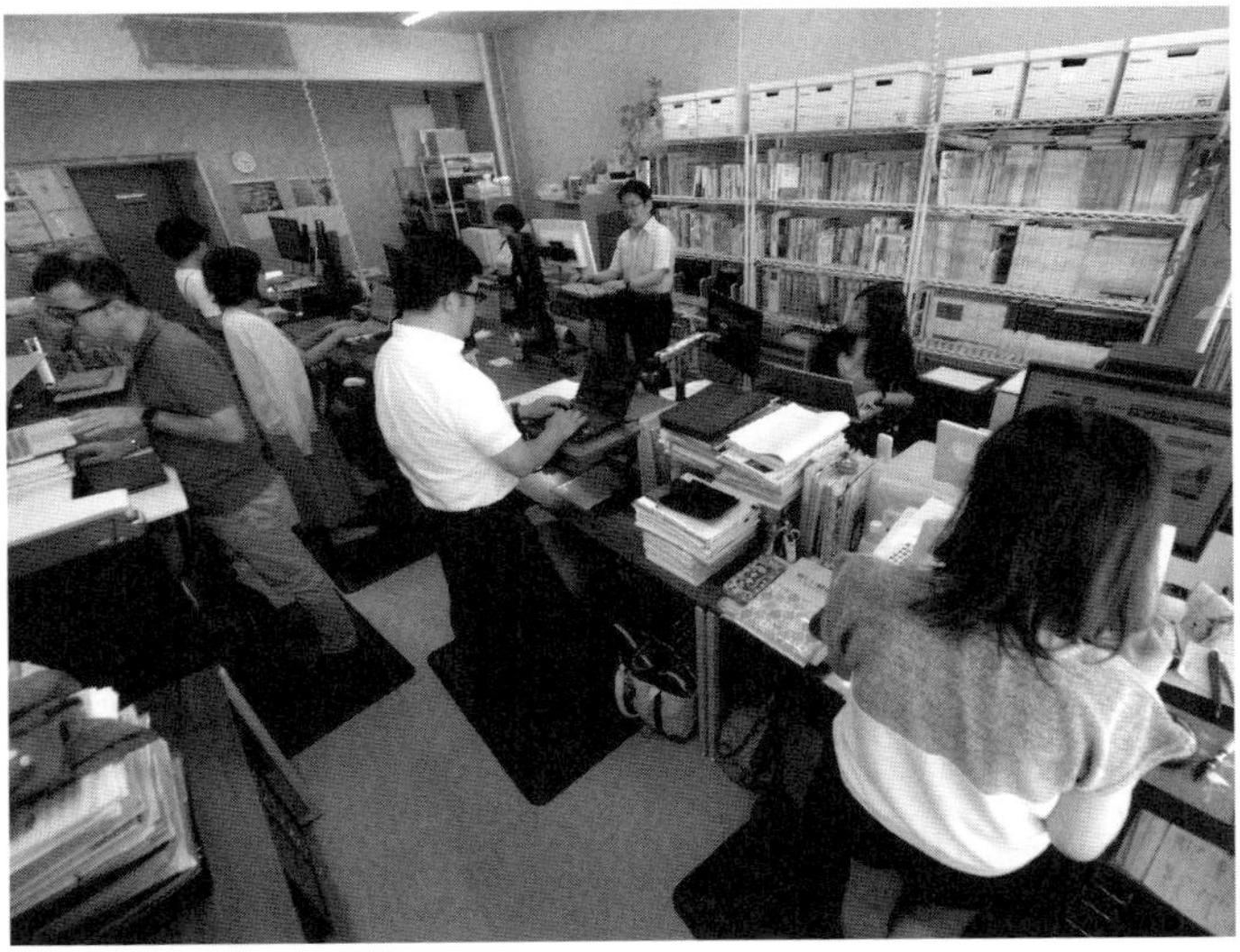

ただし、立つことはもちろん強制ではありません。**座りすぎの問題は、座ること自体ではなく、長い時間座り続けること**ですから、作業の内容や疲労度に応じて自由に座ったり、立ったりしてかまいません。

立つ、座る、をひんぱんに繰り返すことが、座りすぎ予防の原則です。

バランスボールチェアは、バランスボールを座面にはめ込んだ椅子で、これを使うと、姿勢を維持するために筋力が鍛えられます。しかも、体が揺れて長く座るには不向きなので「立ち上がりやすい」という利点もあります。

すでに効果ははっきりあらわれ、この環境に変えてから座って作業をする時間は大幅に減って、「快適に過ごせる」と学生たちにも好評です。何より私自身が立ち仕事のよさを実感しているので、最近は、講義中も立って聴講することをよしとしています。

健康づくりの研究をする立場として、このラボから「立ち上がる」ことのメリットを多くの人に伝えられるよう、いろいろな試みをしているところです。

●リスクを知ると、誰もが座り方を変える

座りすぎの問題が世界的にクローズアップされるなか、私たちはこの日本から情報発信できるよう、他大学や医療機関、海外の研究機関にもネットワークを広げて「座位行動研究プロジェクト」を立ち上げ、さまざまな活動をしています。

早稲田大学の校友の方々の協力を得て行っている「WASEDA'S Health Study」では、「健康長寿の秘訣」を多方面から探っていますが、そのなかで特に注目しているのは、座る時間が少なく、行動的な人ほど健康レベルが高く、長寿を全うできるのかということです。座る時間の多いか少ないかで健康寿命が明らかに変わるのかどうかを追跡調査しているのです。

座りすぎの研究はここ十数年で急速に進展したため、そのリスクに関する情報はまだ少なく、ほとんどの人は座りすぎが体に悪いことさえ気づいていないのが現状です。危機感はまだまだ甘いと言わざるを得ません。

その証拠に、各地で開催される講演会などの現場で、話を聞きに来てくださった皆さんがちょっと面白い行動をとることに気づきました。

どういうことかというと、休憩時間になると全員が立ったまま、誰一人として座ろうとしなくなるのです。そして、

「座りすぎの悪影響を知った以上、もうおちおち座っていられません」

「そんなに深刻な問題だったとは、驚きです！」

と口々におっしゃるのです。今、すでに体調不良がある方、治療中の方などは、

「自分も座りすぎで体を壊したのかもしれません。もっと早く知りたかった」

と、さっそく座り方の見直しをされます。

先日も、私の大学が主催している地域交流フォーラムでお話させていただきましたが、懇親会まで少し間があったものの、やはり誰も決して座ろうとしませんでした。集まってくださるのは健康意識が高い方ばかりですが、あまりに反応が速いのでいつも驚かされます。

●9割以上の日本人がまだ知らなかったこと

ここにきて、日本でも「座りすぎ」の情報が少しずつ広がり始め、テレビ出演の依頼も増えてきました。

ＮＨＫの「クローズアップ現代」や「あさイチ」、ＢＳ放送でも特集が組まれ、ごく最近では日本テレビの「世界一受けたい授業」に出演させていただき、放映直後から驚くほどの反響がありました。

主婦層や高齢層に人気の「あさイチ」は、一度目の反響が大きく二度目の特集が組まれたほどですが、視聴者からは、やはり

「座りすぎが、そんなに危険な行為とは知らなかった」

「テレビの前に座ってばかりいた自分を反省しています」

「歩き方のことばかり気にしていて、座り方は盲点になっていました」

……など、「リスクを知って衝撃を受けた」という声がたくさん届いています。

「タバコを吸うこと」の悪影響は皆さんよくご存じですが、「座りすぎが体に悪い」と思いながら座っている人はまだあまりいません。ただし、一度、その弊害について知ると、皆さん慌てたように立ち上がり、動き出します。研究室にも「どうすれば座りすぎをやめられますか？」という問い合わせや取材依頼が相次いでいます。

具体的な予防策は後にまわしますが、

「自分も正真正銘の座りすぎだった」

「運動不足が気になってはいたけれど……やはり、このままではマズイ」

そう気づけたなら、一歩前進です。

●欧米の専門家も次々と警告！座り方を誤ると死に急ぐ！

ここに、私たちの日常の行動パターンを知るデータがあります。

図1にご注目ください。

これは、成人の「起きている時間の一日の行動の割合」を示したものです。見ていただければわかる通り、

・中高強度身体活動（速足歩行、ジョギングなど）…5％
・低強度身体活動（ゆっくりの散歩、料

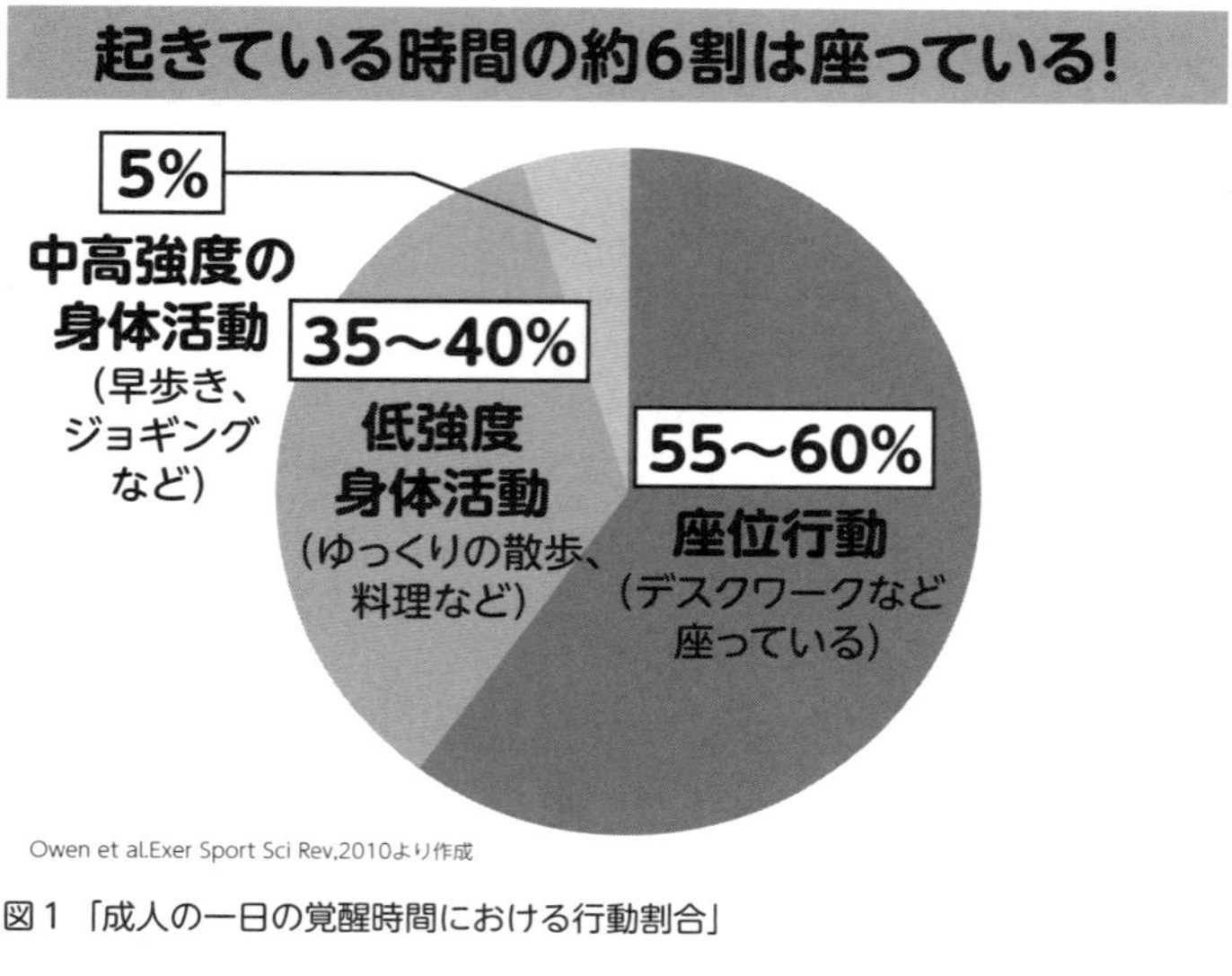

図1「成人の一日の覚醒時間における行動割合」

理や食器洗い、部屋の掃除など）…35〜40％

・座位行動（テレビ、デスクワーク、会議、食事、車の運転など）…55〜60％

となっています。一日のなかで体をよく動かす「中高強度身体活動」の時間はほんのわずかで、大多数の人は起きている時間の約3分の2を座って過ごしていることがわかります。

では、このような生活を続けていると体はどうなるでしょう。長期的にはどんな悪影響が出るのでしょうか。

★「死亡リスクが40％も高まる」という事実

「はじめに」で一部ご紹介した、オーストラリアの研究報告の内容をもう一度詳しく見てみましょう。

この調査は22万人規模で行われ、ニューサウスウエルズ州在住の45歳以上の成人男女を3年近く追跡して、「1日に座る時間と死亡リスク」について検証したものです。追跡期間中に亡くなった人の生活スタイルを調べたところ、やはり座る時間が大きく影響していることがわかりました。

・（1日のトータルの座位時間が）4時間未満

・4～8時間

・8～11時間、

・11時間以上

と長くなるほど死亡リスクは高まり、**最も長い「11時間以上」では、最も少ない「4時間未満」と比べて、「死亡リスクが40%高まる」という結果が出ています。**座る時間が1日合計11時間を超えると、死亡リスクが急増したのです。

ちなみに、8～11時間座る場合でも、1日4時間未満の場合に比べて死亡リスクは15%高いことも明らかになっています。

このデータから、座って過ごす時間が長い人ほど余命が短縮されることが示されました。座り続けると、本当に余命がみるみる縮んでしまうのです。

●テレビの前に1時間座るだけで、22分余命が縮む！

もう一つ、やはり「はじめに」で一部ご紹介した、

「テレビを1時間じっと座って見続けると、余命が22分短くなる」

というデータも、まさかと思うような内容です。

また別の、25歳以上の成人男女を対象に「テレビの視聴時間と死亡リスク」との関係を調べた研究では、

・余暇のテレビ視聴時間が1日2時間未満
・2〜4時間
・4時間以上

と時間を区切って、死亡リスクがどう変わるかを調べています。

その結果、**座る時間が一段階上がると総死亡リスクが11%ずつ高まること、心血管疾患（心筋梗塞、狭心症など）で死亡するリスクは、18%ずつ高まることがわかっています。**

心臓疾患だけではありません。長時間のテレビ視聴がもたらす健康リスクとして、肥満、糖尿病、メタボリックシンドローム、がんなども挙げられています。

日本では座ってテレビを見ている時間の長さが肺がんの発症率にかかわるという研究報告もあります。

座ってテレビを見続けることは、すべての生活習慣病を呼び寄せるといっても過言ではありません。

しかも、年代が上がるにつれてテレビの視聴時間は増える傾向が見られます。定年退職して、テレビばかり見ているお父さんたちには、耳の痛い話かもしれません。

★家の中でもエコノミークラス症候群に見舞われる

長時間のフライトなどで、狭い座席に座りっぱなしでいると「エコノミークラス症候群」に見舞われやすくなることはよく知られています。

じっと座ったまま動かないと下半身の血流が悪化し、血栓ができやすくなります。この血の塊が血液とともに運ばれると、肺の血管が詰まって肺塞栓症《はいそくせんしょう》などを誘発します。重度の場合は、立ち上がった拍子に胸の痛みや苦しさを覚えるなど、命の危機にさらされる恐ろしい病です。

さて、このエコノミークラス症候群は、航空機内にかぎらず、車やバス、新幹線の移動中などにも起こります。また、報道でもご存じのように、災害時に車中で避難生活をするとかかりやすくなります。熊本地震の直後にも、十数人がエコノミークラス症候群の疑いで病院に救急搬送され、残念ながら亡くなられた方もいます。

そして実は、乗り物の中にかぎらず、長く座っていればどんな場所でもエコノミークラス症候群の危険はついてまわります。車中泊にかぎらず、長い避難生活で動かないと避難所に居てもかかりやすくなりますし、ごく普通の日常生活を送っていても、発症のリスクがあります。特に、テレビをよく見る人、長時間デスクワークをする人、車で長距離の移動を日常的にする人などは要注意です。日々、エコノミークラス症候群の発症手前のような状態に陥っている危険性もあるのです。

「1日5時間以上座ってテレビを見る人は、肺の血管に血栓が詰まる静脈血栓塞栓症(=エコノミークラス症候群)で死亡するリスクが増加する」

これは、大阪大学の研究チームによる興味深い研究報告です。

長時間のテレビ視聴とエコノミークラス症候群との関係を知る世界初の試みとして米医学誌の電子版でも公開され、世界の注目を集めました。

研究チームは全国約8万6000人（40～79歳の男女）について、1日の平均テレビ視聴時間とその後の死亡状況について調査し、データを解析。その結果、**1日5時間以上テレビを見ると、エコノミークラス症候群のリスクが2時間半未満の人の2・5倍高まることを明らかにしました。**

20年にわたる追跡調査中に、エコノミークラス症候群で死亡したのは59人、そのうち13人が5時間以上テレビを見ていたといいます。

「テレビを見ているだけで、エコノミークラス症候群に！」

と思うかもしれませんが、長時間座りっぱなしで足を動かさないと、そのまさかのことが起こります。決して他人事ではありません。パソコンやスマートフォンの使用が増加の一途をたどる今後は、さらに注意する必要があります。

研究チームは、リスク対策として意識して立ち上がって動くこと、足のマッサージや水分摂取で血流をよくし、血栓ができないようにすることをすすめています。

●残念ながら「週末に運動しているから」では帳消しにならない

「でも……座る時間は多くても、定期的に運動しているから大丈夫」

「週末にスポーツクラブで運動不足を解消しています」

と言う方がいらっしゃいますが、その考えはちょっと甘いと言わざるを得ません。**座りすぎが厄介なのは、少しくらいまとまった運動をしただけではリスク回避ができないことです。**たとえ週に300分以上の運動をしても、座り続ける時間が多いと、死亡リスクは軽減されないことがわかっています。アフターファイブや週末にスポーツクラブでせっかく汗を流しても、職場やテレビの前で何時間も座っていれば、運動の効果は残念ながらリセットされてしまう可能性もあるのです。

●バスの車掌さんと運転手さん、病気になりにくいのは!?

座る時間と死因は深くかかわっています。

では、質問ですが、「バスの車掌さん」と「運転手さん」のうち、病気になりにくいのはどちらでしょう?

もうおわかりですよね。さっそく答えを言うと、病気になりにくいのは「車掌さん」のほうです。

これは、イギリスのJ・N・モリス博士による比較調査でわかったことで、座りすぎの体への影響を知る古典的な研究として有名です。その論文は、世界的に評価の高い英国の医学専門誌『ランセット』誌に掲載され、話題を集めました。1953年、今から60年以上前のことです。

博士はロンドンのトレードマークでもある赤い2階建てバスの運転手と車掌（当時は車掌も乗務する2人体制）の心血管疾患（冠動脈疾患＝心筋梗塞や狭心症）の発症率を調べ、疾患のかかりやすさと死亡リスクに違いがあることを突き止めました。

報告によると、心血管疾患による突然死や死亡率が高かったのは運転手のほうで、特に55歳以上ではその差が顕著に見られました。**全年齢で比較すると、車掌の発症率は運転手の2分の1だったそうで、違いは歴然としています。**

同じバスの中で働いていても、運転手ばかりが病のリスクを背負ってしまったのはなぜでしょう？

原因は、そう、座りすぎです。

運転手は、仕事中はずっと座りっぱなしです。

一方の車掌は、お客さんから料金を徴収するためにバスの1階と2階を行ったり来たり常に動きまわっています。バスの中の階段をトントンと駆け上がったり、駆け下りたりをくり返すわけで、1日のトータルの運動量はそうとうになるでしょう。

結局、この勤務中の運動量の違いが運転手と車掌の健康レベルの差となってあらわれたと考察されています。そして、この研究をきっかけに、「動かないと心臓病にかかりやすくなる」と考えられるようになったのです。

車をよく運転する方にはさらにショッキングな話ですが、

「自動車移動で座る時間が週平均10時間以上の成人男性は、週4時間未満の男性と比べて心血管疾患による死亡リスクが82％も高い」


という最近の調査報告もあります。20～80歳の男性7744名に対し、21年間にわたる追跡調査をした結果わかったことです。

長時間の運転で座りすぎとなり、心臓病のリスクは急上昇することがわかります。

●足を圧迫したり、動かさなかったりすると血流不足に！

つまり、仕事でよく座る人は

「自らすすんで、エコノミークラス症候群になりに職場に行くようなもの」

と言えます。この場合は〝慢性的なエコノミークラス症候群〟ですが、初めのうちは小さな異変でも、じわりじわりと体は蝕まれていきます。

では、慢性のエコノミークラス症候群はいかにして起こるのか？

座っているときの自分の足にご注目ください。下半身の筋肉はほぼ動きませんよね。これが、大問題です。**筋肉の70％は下半身に集中していますから、動かさないと血流が一気に悪化し、その影響が全身に広がってしまうのです。**

●30分座ると血流速度が70％低下！

「世界一受けたい授業」の番組内で紹介された実験では、**座って5分もすると血流速度が急激に下がり、30分座り続ければ血流速度は70％も低下することがわかりました。**

特に、「ふくらはぎ」と「太もも」を動かさないと、体はピンチ。

周知の通り、「ふくらはぎ」は「第二の心臓」と呼ばれ、足に降りた血液を心臓まで押し上げて戻すポンプの役割があります。心臓から送られた血液は動脈を通って各所に送られ、静脈を通ってまた心臓まで戻っていきますが、この循環がうまくいくかどうかは、ふくらはぎのポンプの力にかかっています。

また、太ももの前部には、人体でいちばん広くて厚みがある「大腿四頭筋《だいたいしとうきん》」と呼ばれる特大級の筋肉がついています。

この2つの要所を動かさないでいることは、血流や代謝を悪化させ、糖尿病や心筋梗塞、脳梗塞といった、さまざまな怖い病気をつくり出すことと同じなのです。

座っているときの姿勢も、血流不足に追い打ちをかけます。

和式トイレを長時間使用したり、正座して座ったりしているときの体の状態をイメージしてください。足がしびれてくることがあるでしょう。

この足のしびれは、座って太ももやおしりを圧迫し続けた結果、下半身の血流が悪化して起こる現象です。太ももやおしりをつぶすような姿勢をとれば、たちまち足の血液の渋滞が起こってしまうのです。しかも座っているときは股関節周辺の血管、リンパ管もギュ～ッと圧迫されるため、血液のルートはどうしても阻まれてしまいます。

●糖尿病、心筋梗塞、脳梗塞、がん……血液の汚れが万病を呼び込む

血流は、命のカギを握っています。

呼吸から取り入れた酸素も、食事からとった栄養素も、血液にのって体のすみずみに運ばれ、老廃物も血液にのって回収されます。ところが、足の血流が悪くなると、こうした循環のリズムがいっせいに乱れ、代謝機能も低下します。すると、血中の糖の取り込みや脂肪の分解がスムーズにいかなくなり、余分な糖や脂肪がわっとあふれ出して、いわゆる「血液ドロドロ」の状態に陥ります。つまり体内にいらないものがみるみるたまっていくわけで、そうなると体調悪化は免れなくなります。

もしもそこに、徹夜仕事や睡眠不足、深夜のアルコールなどが重なれば、突如として心臓発作や脳梗塞など重篤な事態にもなりかねません。最悪の事態は免れたとしても、座りすぎが習慣になれば、血液の大渋滞は毎日くり返されるわけで、日を追って体内環境は悪化していきます。そして、「ああ、なんだか調子が悪いな」ということになるわけです。

例えば、**2時間座り続けたあとの血液の状態を調べると、明らかな血糖値の上昇が見られ、糖代謝にかかわるインスリンの効果が大幅に減るという報告もあります。ですから、座ってばかりいると、糖尿病のリスクがぐんと上がります。**

また、血液がドロドロの状態だと、血管が詰まりやすくなり、高血圧や動脈硬化もすすんで心筋梗塞や狭心症、脳梗塞のリスクが高まります。ロンドンバスの運転手の多くが心臓病を患った理由もそこにあります。

座りすぎからがんになるメカニズムはまだ明確にはわかっていませんが、血流不足、代謝不足、免疫力の低下とともにリスクが高まることは明らかです。

そこで今、研究者の間では、がんも含め、加齢が関係するほとんどの生活習慣病に、座りすぎがかかわっていると考えられています。

脳への悪影響も心配です。

座りっぱなしで動かないと頭の中も活性化せず、実際に認知機能が低下していくといわれます。怖いですね。ですから、何も対策しないと、やがては認知症や要介護のリスクも高まっていきます。

座りすぎは、まさしく現代人を脅かすサイレントキラーなのです

●首、肩、腰のコリは座りすぎを疑おう

座ったままずっと同じ姿勢で過ごすと、腰や肩など運動器の故障も起こりやすくな

ります。

「首や肩のコリが取れなくてつらい」

「慢性的な腰痛に悩まされている」

という方、まずは座りすぎを疑ってみてください。

座りっぱなしでいると、どうしても姿勢がくずれ、骨や筋肉の一部にばかり負担がかかって痛みやコリなどのトラブルがあらわれやすくなります。


まず腰。パソコン作業などに熱中していると上体はだんだん前に傾きやすくなりますが、座面に対して体を前傾させて座ると、腰痛を誘発しやすくなります。

また、座っているときは股関節がほぼ直角に曲がったままなので、関節がガチガチに硬くなって伸縮性が低下し、ひざにも悪影響が出やすくなります。

長年ずっとデスクワークをしてきた人は、腰とつながったおしりの筋肉も硬くなり、そのために腰痛を引き起こすこともあります。

もちろん立ち仕事でも運動器のトラブルは起こりますが、リスクの高さからいえば、座った姿勢がやはり上です。**座った姿勢は、立った姿勢と比べて骨や筋肉にかかる負**

担がもともと大きく、脊柱の骨と骨の間にある椎間板への負担が40％に増えることがわかっています。そのため、長時間座るデスクワーカーや運転手などは、椎間板性腰痛などの腰のトラブルをかかえやすくなります。骨と骨の間にあるクッションが、あまりの負担に耐えかねて悲鳴を上げるのです。

肩や首のコリも、座りすぎ症候群の典型的な症状の一つです。

座っているときは肩甲骨を支えるために首の後ろや肩甲骨まわりの筋肉はぴーんと緊張しっぱなしです。そのため、筋肉が硬くなって、コリや痛みを感じるのです。

最近は、うつむいた姿勢でスマートフォンとにらめっこという人も多いでしょう。「スマホ首」ともいわれるように、この姿勢も百害あって一利なし。首の後ろの筋肉に相当の負担がかかり、自律神経にも悪影響が出てしまいます。

●座りすぎを甘く見ていると要介護へ一直線！

座りすぎから始まる体調悪化のプロセスを、ここでいったん整理しておきましょう。

・座ったまま足を動かさないと、全身の血流が悪化する
←・代謝機能の低下で太りやすくなり、血液が汚れてあらゆる生活習慣病を呼び込む
←・同じ姿勢で長時間座っていると、腰、肩、首などに負担がかかり故障しやすくなる
←・ますます動きたくなくなり、筋力・体力、気力、血管力までが低下し、老化が加速する……

この通り、座りすぎの体は踏んだり蹴ったりの状態。血流障害と運動器の故障のダブルパンチで、あちこち具合が悪くなり、将来的には全身が弱って要介護のリスクも高まります。昨今、寝たきりや認知症が増加し、超高齢化した社会に希望が持てなくなっている背景にも座りすぎがあったのです。

こうした悪循環は、自分で足を使って動かないかぎり断ち切れません。

ただし、立ち上がって歩き出せば血液の渋滞はすぐに解除されて、血流はスムーズになり、筋肉や骨格のバランスも自然と調整されます。歩いているときと、座っているときの体の反応はまったく異なるのです。

ここがポイント

座りすぎはこんな病を引き起こす！

肥満、高血圧、糖尿病、メタボリックシンドローム、冠動脈疾患（心筋梗塞、狭心症）、エコノミークラス症候群（静脈血栓塞栓症）、脳梗塞、がん（特に大腸がん、閉経後の乳がんなど）、腰痛、肩や首の痛みやコリ、筋力の低下、抑うつ、認知機能の低下、疲れやすさ……などのリスクファクターとなります。

「WHOも警告！タバコより危険な座りすぎ」

●タバコやアルコールより危険、200万人の死因に！

2012年、ロンドンオリンピックが開催されていた頃、医学専門誌『ランセット』に「(座りすぎを含む)身体活動不足はパンデミックだ」という内容を伝える論文が発表され、世界中で驚きの声が上がりました。

パンデミック、つまり、感染症の大流行のごとく「座りすぎ」が猛威をふるい、世界中の人々を命の危機にさらしているというのです。生活が便利になった20世紀後半から、座りすぎの病は少しずつ広がり、日本にもすでに多数の〝感染者〟がいます。

「Is Sitting the New Smoking？(座ることは新たな喫煙か？)」

とも言われるように、今、座りすぎの影響はタバコも凌ぐほどだと懸念されています。座ってばかりいて運動不足で死亡する人は、喫煙で死亡する人を上回るほどで、まさに、パンデミックの勢いで私たちの健康を脅かしているのです。

また、世界の研究者が、**「Sitting is killing You（座ることがあなたを殺す）」**とも注意喚起しています。

この事態を深刻に受け止め、2015年の秋には、各国の研究者が集って初めて国際会議が開かれ、座位行動の研究が急速に進みました。

WHO（世界保健機関）も座りすぎのリスクを指摘し、座って動かない生活は喫煙、不健康な食事、アルコールの飲みすぎと並んで、がん、糖尿病、心血管障害、慢性呼吸器疾患を引き起こし、世界で年間約200万人の死因になると伝えています。

他にも、**「世界で年間43万人以上が、座って過ごす時間が長すぎることが原因で死んでいる」**という、ブラジル・サンパウロ大学の研究者らのショッキングな報告もあります。

「座る」というごくありふれた行動が病気や死に直結するという認識が、今、世界に広まりつつあるわけです。

★世界中で注意喚起「その椅子から立ちなさい!」

この危機的事態に対処するため、各国で本格的な座りすぎ対策が始まっています。なかでもイギリス、オーストラリア、米国では、目立った動きが見られます。

■イギリス——世界一早く座りすぎのガイドラインを作成

世界でいちばん早く座りすぎのガイドラインをきちんと示したのがイギリスです。2011年に公表されたその英国身体活動指針(Start Active,Stay Active)の内容とは、

「すべての国民は、長時間にわたる座りがちな(座位)時間をできるだけ少なくするべきである」

というもので、あらゆる国民に座っている時間を減らすことを奨励しています。

また、最近になって、デスクワーク中心の勤労者に対して座りすぎ対策声明が公表され、専門家のメッセージで次のように勧告しています。

「就業時間中に少なくとも2時間程度はデスクワークに伴う座位時間を減らし、低強度の活動（立ったり、軽く歩いたりすることなど）にあて、理想的には4時間まで広げること」「それらの実現のために、立ち机（スタンディングデスクやワークステーション）を有効活用すること」

イギリスの場合、健康づくりに必要な身体活動の量や時間、頻度、種類までを具体的に示しています。座りすぎについては、まだ具体的な数値までは示されていませんが、子供から高齢者まであらゆる国民が座る時間を減らせるよう、懸命な働きかけをしているのです。

■オーストラリア――官民一体で「脱・座りすぎ」を呼びかける

オーストラリアも、今、座りすぎ対策がブレーク中です。私が留学していたメルボルンの研究所を核にして、世界中にネットワークを広げ、官民一体となって「オーストラリア人よ、立ち上がれ！」と呼びかけています。

２０１４年にはガイドラインが出来上がって政府からの文書が公開され、肥満や糖尿病を予防するために職場での座りすぎを改善するよう勧告しています。また、テレビCMで座りすぎ防止のキャンペーン動画を流して警鐘を鳴らすなど、啓蒙活動に意欲的で、すでに国民の間にも座りすぎに関する知識がかなり広がっています。

ちなみに、オーストラリア人は労働時間の8割を座って過ごしているといわれ、今後は職場で1日2時間以上を立って過ごすことをすすめています。

■米国シリコンバレー――「立ってデスクワーク」がブーム

アメリカでも、座りすぎ対策がすすんでいますが、なかでもシリコンバレーではスタンディングデスクがちょっとしたブームで、グーグル、フェイスブックでは、従来のデスクをスタンディングデスクに切り替える従業員が増えているといいます。

米国のスポーツ医学会の声明では、定期的に運動しているような活動的な人も、座る時間の合間にひんぱんに立ったり歩いたりする健康効果について言及し、座る時間を意識して中断することをすすめています。

今後、日本でもガイドラインの作成も視野に入れながら、座りすぎのリスク対策を早急に行う必要があります。

働いている人々に向けた座りすぎ対策も重要なテーマです。

座りすぎる習慣や環境をどの程度改善できるかが、これからの人々の健康や寿命を左右することになるでしょう。今起こっているパンデミックを止める唯一の方法は、これまでの「座り方」を見直し、もっと立ち上がることです。

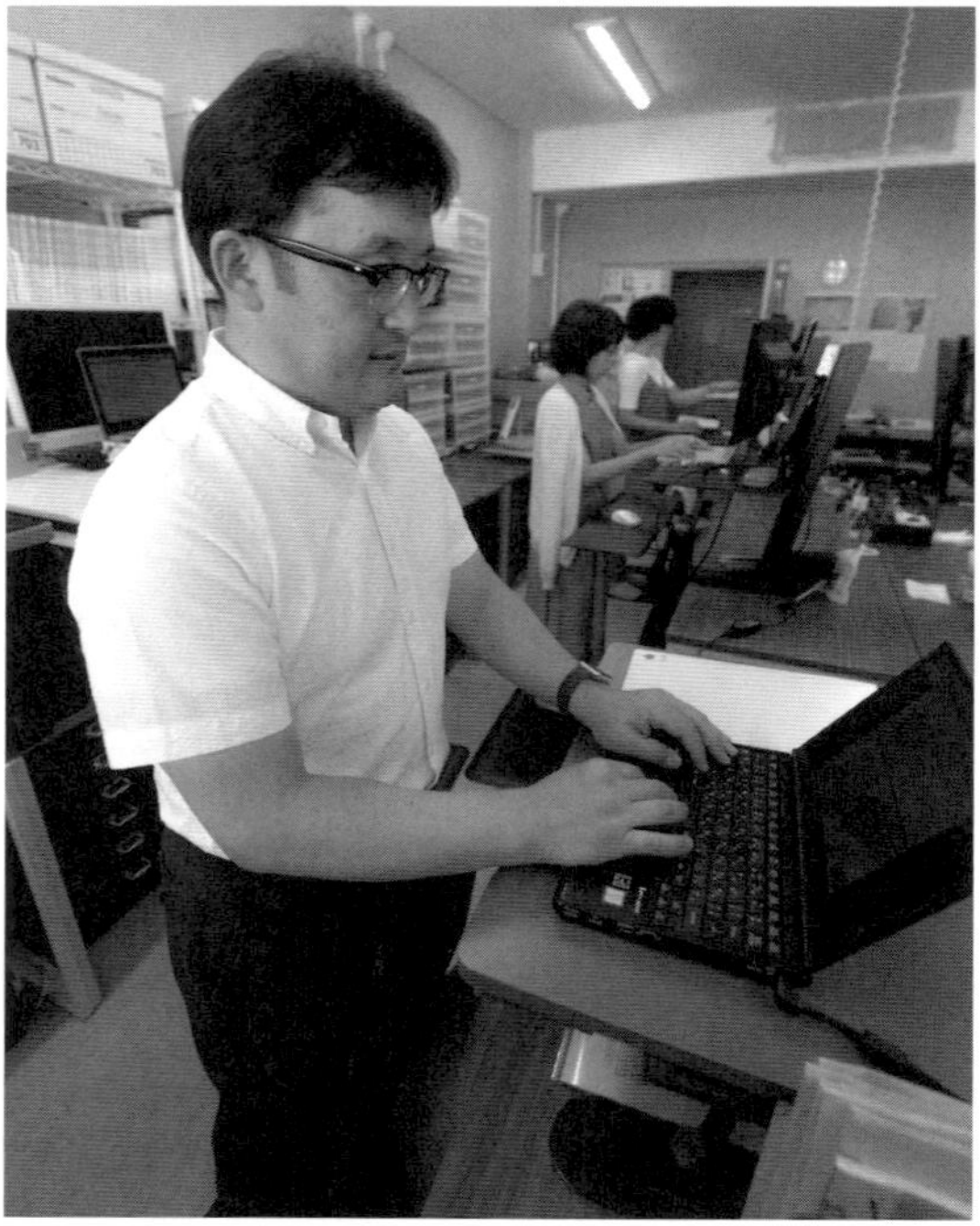

研究室で立ってパソコン作業をする著者

第2章

病や死を招く、知らず知らずに座りすぎる職場や生活習慣とは？

「予防はとてもカンタンで効果バツグン！」

●あなたは、1日何時間座っていますか？

ここで、皆さんの「座っている時間」に注目してみましょう。

あなたは、1日に何時間くらい座っていますか？
また、何時間くらい動いていますか？

改めて聞かれたら？　一般の方は、座っている時間を計測する機会はほとんどありませんから、すぐには答えづらいのではないでしょうか。この機会に、チェックしてみませんか。

まずは、ざっくりとでかまいません。

あなたの平均的な一日の生活を振り返って、起きてから寝るまでにどれくらい座っているか、だいたいの時間を割り出すだけでも、座りすぎに気づくきっかけになります。知ることで対策もしやすくなるでしょう。

やり方として、

「仕事」で「座っている時間」（　）時間（　）分
「移動」で「座っている時間」（　）時間（　）分
「余暇（テレビやスマホの利用など）」で「座っている時間」（　）時間（　）分

のように、「仕事」「移動」「余暇」のそれぞれの場面で「だいたいどれくらい座っているか」をメモしてみると、自分の行動パターンがつかみやすくなります。同じように、「仕事」「移動」「余暇」それぞれの「動いている時間」についてもメモしてみると、日常の行動パターンがよりわかりやすくなります。

参考までに、あるビジネスマンの1日の生活を例にとると、起床は7時で、就寝は

12時。その間の行動パターンと費やす時間は以下の通りです。
○起きてから職場まで…★朝食／10～15分　★通勤／1時間
○始業から終業、帰宅まで…★午前のパソコン作業／3時間　★昼食＋休憩／1時間　★午後のパソコン作業／5時間★通勤／1時間
○帰宅後…★夕食／30～60分　テレビ視聴／3時間　★スマホ利用など／1時間　★運動／30分

このなかで、座っている時間が多いのは、「パソコン仕事（デスクワーク）」の8時間、「移動」の2時間、食事と休憩

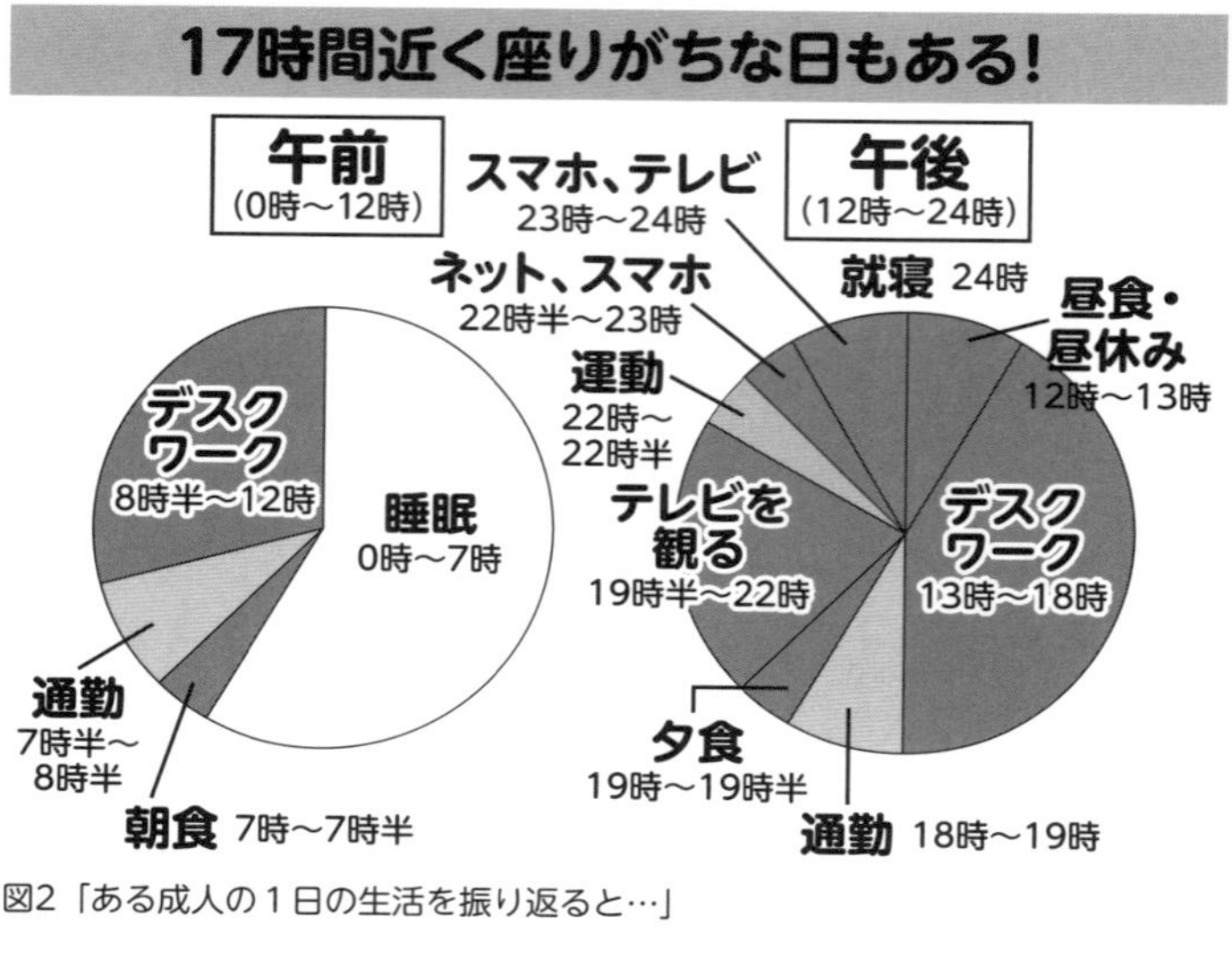

図2「ある成人の１日の生活を振り返ると…」

を併せた2～2時間半、「余暇（テレビやパソコンの利用）」の4時間以上で、なんと17時間近く座る可能性があるのです。ちょっとした用事で立ち上がる機会はあっても、基本は座っているわけで、活動量が多いのは、通勤時と30分の運動時間のみです。

これは決して珍しいケースではありません。あなたの日常はいかがでしょうか。

●自分ではよく動いているつもりが10時間も座っていた！

私たち早稲田大学の研究プロジェクト「WASEDA'S Health Study」では、２０１４年から座りすぎが健康に及ぼす影響を調べるため、数千人を対象に追跡調査を行っています。参加者が１日何時間座っているかを知る調査のやり方としては、

・質問紙を渡すなどして自己報告していただく方法
・加速時計などの機器を使う方法
・ビデオなどを使って行動パターンを観察する方法

の主に3通りがありますが、機器を使って客観的に観察すると、その人の1日の行動パターンが詳細にわかります。加速度計は、主に腰に装着して使いますが、実際に計測してみると、ほとんどの方は「思った以上に座っている時間が長い」と感じるよ

うです。

私が解説者として出演したテレビ番組内で紹介された50代の男性の場合、自ら経営する工場と事務所の間を行ったり来たりする日が多いことに加え、健康のために朝は徒歩で出勤していました。そのライフスタイルから、デスクワーク主体の人より座る時間は少ない印象を受けますが、結果はなんと、大外れ。

加速度計を装着して1日の行動パターンを調べたところ、予想を超え10時間ちかく座っていることがわかりました。しかも、動いている時間はわずか1時間程度です。

座る時間が多くなった理由は、午前中はほぼデスクワークで座りっぱなしだったこと、外まわりの移動は車で、運転中は2時間ほど座っていたこと、帰宅後は、食事やテレビなど、就寝までほとんど座って過ごしていたことなどです。

職場で座り、移動は車、帰宅後はテレビ……と、座りすぎで体を悪くする典型的な生活パターンだということがわかります。こうした座りすぎの影響がすでに体にあらわれ、内臓脂肪の増加も始まっていました。

座る時間が長くなればなるほど、余計な脂肪が少しずつ蓄積されて、病の足音がそっと忍び寄ってきます。

「でも、自分は活動的な生活をしているから大丈夫」と思った方、ご注意ください。

感覚的にはあまり座っていないつもりでも、頭でざっくり計算した時間と、機器で計測した時間はギャップがあるものです。誤差が数時間ということも珍しくありません。同じ番組で、子育て中の若いお母さんの座っている時間も計測したところ、やはり9時間を超えていました。小さい子供と追いかけっこの生活でも、座っている時間は思った以上に多かったのです。

「ところで……、今、どれくらい座っていたと思いますか?」

今、突然こんな質問をされたら、あなたはどう答えるでしょうか。

打ち合せや取材のときなど、こんな問いかけをすると、多くの方はちょっと戸惑うようです。というのも、実際に経過した時間と主観的な時間の感覚はたいていズレがあるからで、本当は1時間経っていても「30分程度に感じた」という方もいます。その間、口は動かしても足はほとんど動かしていませんから、座りすぎになります。

「うっかりしていると、命を縮めちゃいますね」
そう言って、あわてて立ち上がる方もいますが、普段の生活の中で座りすぎに気づくことも、予防の大切なプロセスです。

ここがポイント

日本人は世界一座りすぎる国民だった

そもそも1日にどれくらい座り続けると「座りすぎ」になるのか？

座りすぎの境界線とは？

これについてはまだ研究段階で明確な基準はありませんが、オーストラリアの研究では**「1日8時間以上」座っている人は、統計から見て糖尿病や心臓病のリスクが高まる**と考えられています。

私たちが40～64歳の成人を対象に行った調査では、1日の平均的な総座位時間は8～9時間程度でしたから、多くの人がデッドラインを超えていることになります。

では、世界標準から見て、日本人が座る時間は多いのか少ないのかといえば、ダントツで「多い」といえます。

しかも、日本人の座位時間の多さは世界の中でもトップクラスなのです。

シドニー大学の研究者たちが世界20カ国の成人を対象に行った「平日の座位時間」の調査では、日本人が一ばん長く座っていることが明らかになりました。

20カ国全体の総座位時間の中央値は1日300分（5時間）。そして、日本人の座位時間は、サウジアラビアと並んで420分（7時間）と最長だったのです。

つまり、座りすぎは私たち日本人にとってもはや国民病、つまり国民的な問題であり、世界のどこよりも早く座り方

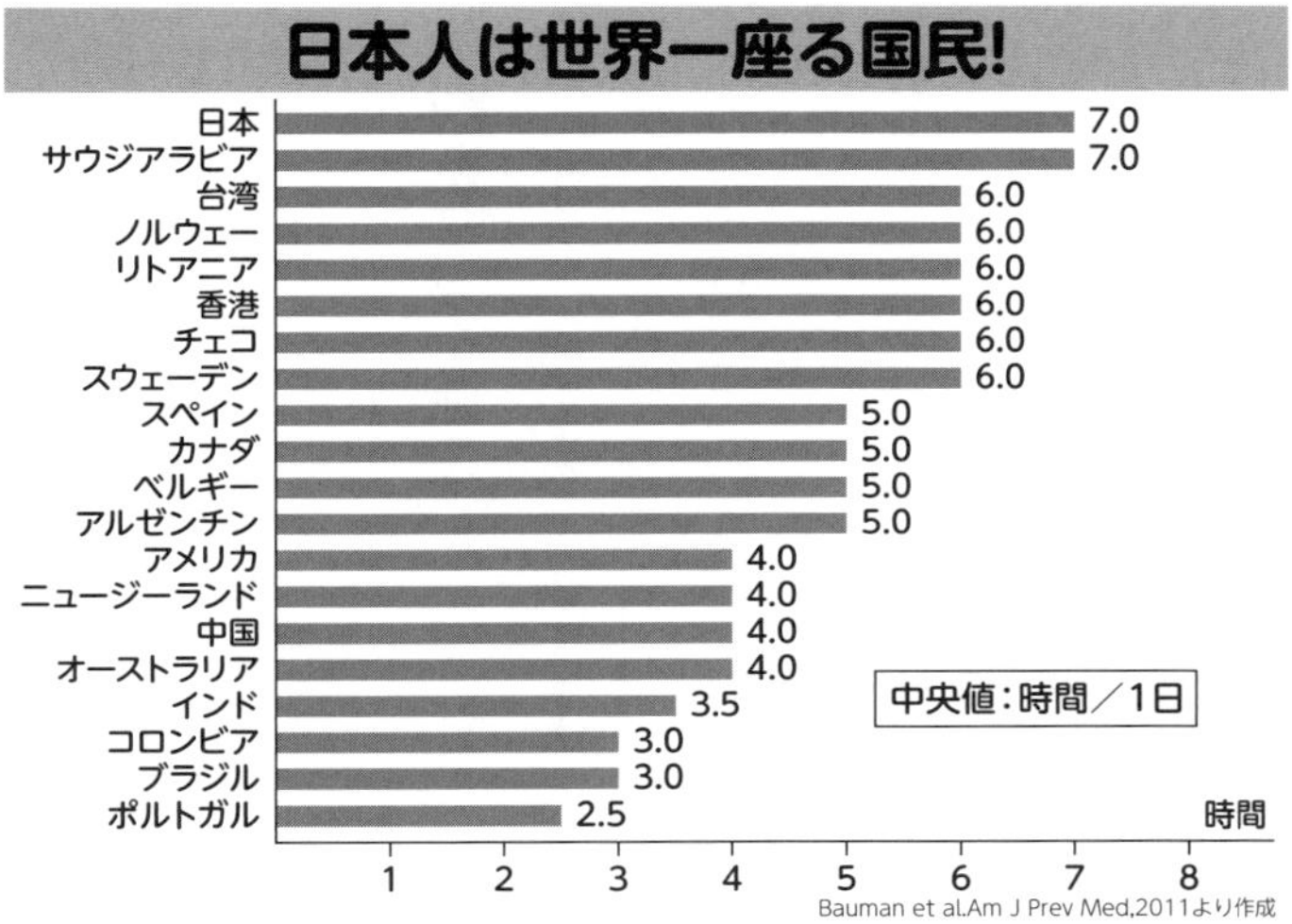

図3「世界20カ国における平日の総座位時間」

を見直す必要があるということです。

それにしても、日本人はなぜ世界一よく座るのでしょう？　座る時間が世界一短かったポルトガルや、二番目に短かったブラジルとは、何が違うのでしょうか？　そこから、見えてくるのが、日本人の働きすぎの実態なのです。

●日本のデスクワーカーは、勤務中の7割を座って過ごす

日本人が座りすぎるいちばんの理由として、「世界一、真面目に働きすぎる」ことが挙げられます。

経済協力開発機構（ＯＥＣＤ）が行った国民の労働時間に関する調査によると、日本人１人あたりの労働時間は年間では減少傾向にありますが、一方で、平日１日あたりの労働時間は増えています。週休２日制の普及で、週末はしっかり休む代わりに、残業が増えたことも影響しているのでしょう。

そして、日本人の職場での残業時間は、１日あたり92・3分です。なんとこれ、米国やフランスの約3倍です！　デスクワークの人は、残業が増えたぶん座る時間も3倍に増えることになります。

私たちの調査結果では、仕事中の座位時間は平均5時間ほどでしたが、これはさまざまな年齢や立つことの多い職業の方のデータも合わせた値ですから、デスクワークの人の仕事中の座位時間は、もっとずっと長くなるでしょう。

1日に10時間以上働くフルタイム男性雇用者の割合は、2011年時点で43・7％にのぼります。そして、ほとんどのデスクワーカーは勤務時間の7割を座って過ごすといわれます。つまり10時間以上働けば仕事だけで7時間以上も座っている可能性があるわけで、残業が加われば、座る時間はあっという間に8時間を超えるでしょう。出張のときは動く時間は増えるかもしれませんが、移動中の車や新幹線の中で長時間座る可能性もあります。

いずれにしても、日本人は働きすぎ、座りすぎです。

もしも仕事のあとに居酒屋で一杯、帰宅後もテレビやパソコンの前で座れば、一日のほとんどを座って過ごすことになります。徹夜仕事でもすれば、体はもうヘトヘト、気力・体力ともに消耗して、ぐったりしてしまうでしょう。

「いったい、体は大丈夫なのか？」

誰だって心配になりますよね。

●生活が便利すぎて立ち上がるのをやめた、現代人の悲劇

残業が増える↓座る時間が増える↓足からみるみる血流が悪化する↓疲れを感じる↓集中力が低下する↓仕事が長引き、だらだらと座り続ける↓もっと疲れる……。こんな悪循環をくり返していると、生活習慣病のリスクも高まります。

ただし、座る時間が多くても、ちょこちょこと用事を足すためにひんぱんに立ち上がっていれば、座りすぎのリスクは減らせます。

コピーや資料を取りに行く、トイレ休憩をとる、誰かに伝言をしに行くなど、ちょっとした用事を足しに行けば立つたびに足の筋肉ポンプが働き、停滞した血液を流すことができます。たびたび立ち上がっていれば、血液の大渋滞は免れるでしょう。ところが、その大切な「立ち上がる」チャンスを失っているのが現代人です。

パソコンの前に座っていれば、メール一つで伝言もＯＫですし、インターネットを利用すれば、調べものも簡単にでき、立ち上がらなくても多くの用事が足せます。実際、インターネットの利用時間は、増える一方です。

たった3年前と比べても、パソコンやスマートフォンの利用時間は、半数近くの人が「増えた」と言います。さらに、タブレット端末やゲーム機の利用時間も増えていることが、総務省の報告からも明らかになっています。

自宅でも座りがちな状況は変わらず、テレビも、エアコンも、照明もリモコンで操作できます。リモコンの数だけ、座る時間は増えていることになります。

生活が圧倒的に便利になったことで、立って動く時間も、立ち上がるチャンスもどんどん減っているのが現状です。

●座る仕事は糖尿病のかかりやすさトップ。メンタルも沈みがちに

立ち仕事か、よく歩く仕事か、デスクワーク中心か?

こうした就業形態も、病気のかかりやすさや死亡率と深くかかわっています。

そして、糖尿病のかかりやすさ、総死亡率ともに目立って高いのはやはりデスクワーク中心の仕事です。

職業と肥満、がんとの関連についての、興味深い研究報告があります。

イギリス在住の成人1万1168名に対し13年近く追跡調査を行ったところ、立ち仕事や歩き仕事の女性は、座位中心の仕事にかかわる女性に比べて、総死亡リスクが32%、がん死亡リスクに関しては40%も低くなるという結果が出たのです。

逆からみると、デスクワークの女性は立ち仕事や歩き仕事の女性と比較してがんで死亡するリスクが圧倒的に高いということになります。

この研究は、女性のみで認められた結果ですが、性別にかかわらず、デスクワークは座りすぎになりやすく、その影響から、がん、糖尿病、心臓病など、重篤な病のリスクを抱えやすいことが、他の数々の研究からも明らかになっています。そのまま、何も対策せずに働き続ければ、体に悪影響があらわれるのはもう時間の問題でしょう。

ところで、100歳を超える長寿者のなかには、元教師が多いといわれます。その行動パターンを改めて観察してみると、立ったり座ったり、しゃべったりのくり返しです。特に、小学校の先生は、子供たちと校庭を駆けまわり、階段を昇り降りし、給食で栄養のバランスもとれるなど、健康長寿の要素が詰まっていることがわかります。歩かないことによる血流不足とは無縁の生活です。

一方、仕事中に座る時間が多いと、足から全身に血流障害が広がりますが、そのとき、脳の血流も悪化し、生産性の低下、効率の悪化、集中力の低下なども起こりやすくなります。また、中年層に関しては、「仕事から活力を得てイキイキしていない」「熱心に取り組めない」「仕事に誇りややりがいを感じられない」など、メンタル面の問題もあらわれやすくなることがわかっています。じっとして動かないと、心も脳も運動不足になり、なんとなくうつうつとしてしまうわけです。

結局、現状のデスクワークのやり方だと、働けば働くほど不健康になりやすいと言わざるを得ません。

座り仕事が最も死亡リスクが高い!

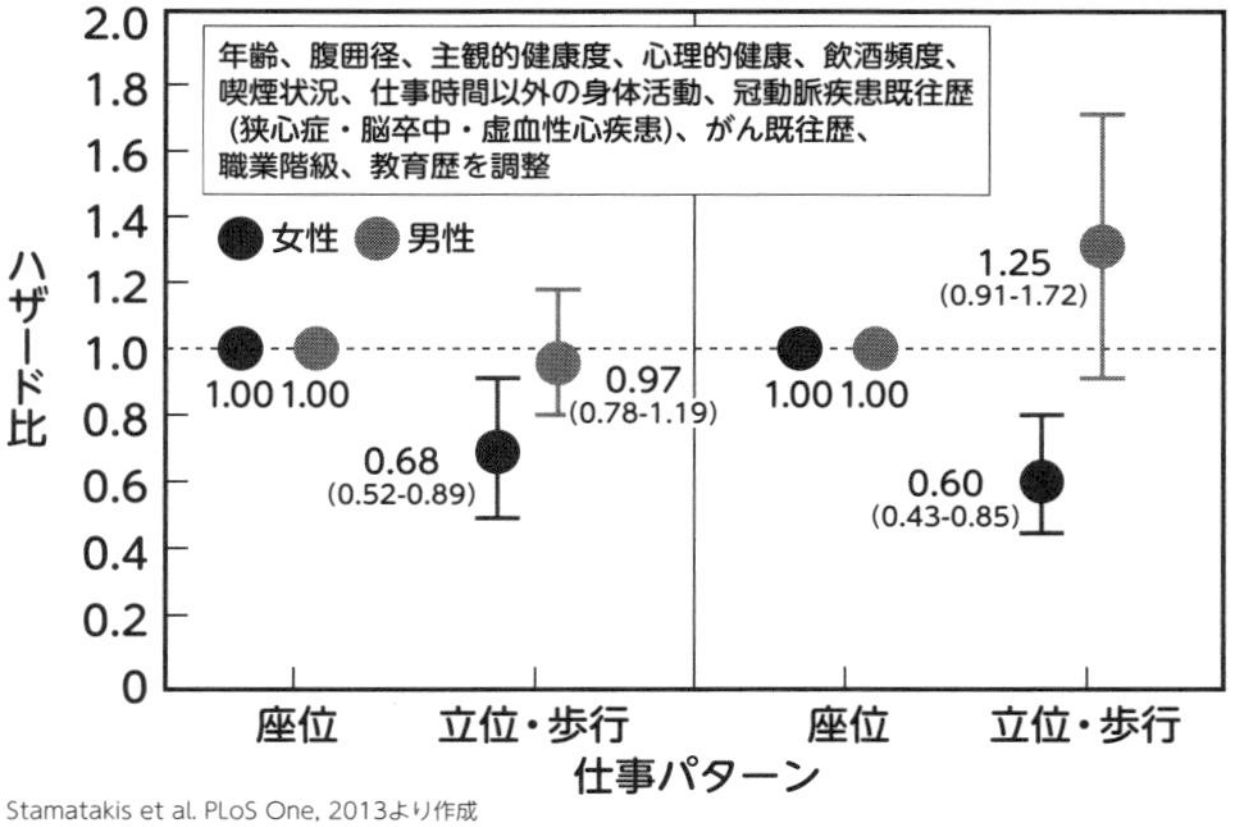

Stamatakis et al. PLoS One, 2013より作成

図4「就業中の座位行動と死亡との関係」

●楽天は1万3000人が立って働ける机に変更

座る時間が長くなるほど従業員の体調が悪化し、生産性も低下するとなれば、企業経営の危機です。職場環境の見直しを迫られることになります。

では、どうすれば従業員の座る時間は減らせるのか？

今すぐできる小さな改革については次章にまわしますが、劇的に変える手っ取り早い方法がデスクの交換です。立ったり座ったりできる昇降式のデスクを使えば、立ってデスクワークができ、無理なく立ち上がれます。

そもそもデスクワークで座る時間が増えるのは、座って作業するからで、立ってできれば、座る時間はかなり短縮できます。

私の研究室でも実践中ですが、すでに一部の企業では、立ち机（スタンディングデスクやワークステーション）の導入を始め、ワークスタイルの見直しを進めています。

例えば楽天の場合、本社が新社屋に移転するのをきっかけに、昇降式のデスクを1万3000台導入し、従業員が立って働ける環境を整えています。つまり1万3

000人の社員のデスクを潔く切り替えたのです。

一方、鉄鋼商社のメタルワン、通信ケーブル大手メーカー・フジクラの本社でも、従業員の健康増進に社を挙げて取り組んでいます。一室に昇降式のデスクを数台まとめて設置し、立って作業ができるようサポートしているそうです。

ごく最近の情報として、家電などの製造で知られるアイリスオーヤマは、一部の拠点で「座った姿勢でのパソコン使用を禁止する」と発表。パソコンを使用する際は、専用のスタンディングテーブル

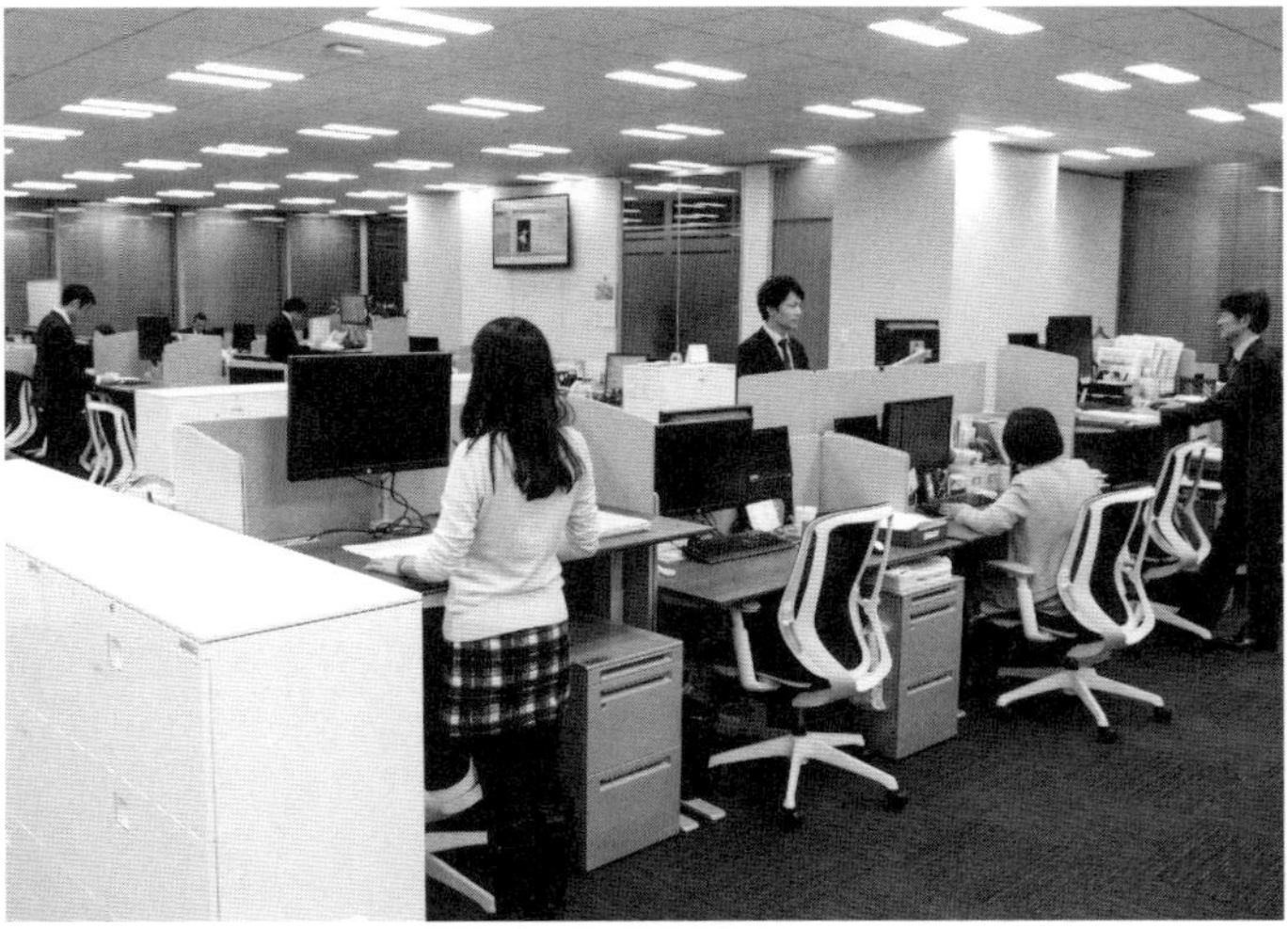

立ち机を導入した鉄鋼商社のメタルワン（写真提供／メタルワン）

に移動することをルール化しています。パソコンの使用時間は1回につき45分とのこと。画期的な改革です。

これらの企業のように、職場環境を改善すれば、従業員が健康になり、これによって作業効率が上がれば企業そのものに活気が生まれます。将来的には、さらに多くの企業、学校、そして家庭でも「立ち上がる」ための環境整備が進んでいくでしょう。

ここがポイント

「運動しているから」と安心している人ほど危険！

ここまでの内容から、もともと立ち仕事が多い人、荷物の運搬業など就業中によく動く人は、現時点では「座りすぎの心配はない」と思われたかもしれません。ですが、仕事中によく動いていたとしても、その他の余暇時間でたくさん座っていると、やはり座りすぎになる可能性があります。

オーストラリアで行われた「働く人の生活場面ごとの座位時間」の調査データを見ると、仕事中に座る時間は、ホワイトカラー勤労者がブルーカラー勤労者より約113分多いという結果が出ています。これに対し、仕事以外の余暇に座る時間は、ホワイトカラー、ブルーカラーの間でほとんど差は見られないことがわかりました。

日本人の勤労者を対象にした研究報告は、まだありませんが、仕事を離れれば、立ち仕事、歩きまわる仕事、力仕事の人も座りすぎの問題は起こってきます。しかも、「自分は大丈夫」「健康面には自信あり」

という人ほど、座りすぎの落とし穴にはまりやすいのでご注意ください。

●活動的な人の落とし穴、「アクティブカウチポテト」とは?

一例として、アクティブカウチポテトの存在があります。

テレビ番組内でも取り上げて大きな反響がありましたが「アクティブカウチポテト」とは、余暇に中高強度の身体活動（ジョギングや水泳など）をする一方、テレビの視聴などを含めた座っている時間が長い人のことです。このタイプは、自分では活動的（アクティブ）なつもりでも、実際はソファ（カウチ）に座ってポテトチップを食べる人とほとんど変わりません。

「平日は仕事でよく座っていても、その他の時間によく運動しているから、運動不足は帳消しできている」この思い込みこそが、危険なのです。

アクティブカウチポテトの場合、テレビ視聴時間が1時間未満の成人と比べて総死亡リスクは47％、心血管疾患の死亡リスクは2倍も高くなることがわかっています。週末にジョギングしていても、週に2回はスポーツクラブに通っていたとしても、その他の時間にずっと座っていればご破算に。そこで、昨今、アクティブカウチポテトは専門家の間でも大きな問題になっています。あなたは大丈夫でしょうか。

ここがポイント

退職後の体の不調も「座りすぎ」が原因

居心地のいいソファにごろんと寝転び、テレビを見ながらビールとおつまみ。そんな生活を続ければ、座りすぎの病へとまっしぐらです。定年後のお父さんたちも陥りやすい生活パターンです。

脅かすわけではありませんが、「アクティブ」な時間が生活の中から減り、「カウチポテト」の時間が増えるほど、老いは急速に進みます。

定年退職は人生の一大転機で、新しい人生をイキイキと歩き出す方がいる一方、仕事を辞めた途端に体の調子が悪くなったり、病院通いを始めたりする方もいます。この場合、つい「歳のせい」と考えがちですが、その根本にある原因も、「座りすぎではないか?」と疑ってみてください。

「リタイア後はのんびりしよう」と、家にこもってテレビ三昧の生活を始めると、急に動かなくなることで足腰が弱り、みるみる体が衰えてしまいます。

実際に調べてみると、高齢者が座る時間は現役世代より長い傾向が見られます。仕事を辞める一方、子供の独立などもあって余暇時間が増えるからでしょう。

加速度計を使ったアメリカの調査でも、高齢になるほど座る時間が増え、一日の総座位時間が平均8時間の30歳代に比べ、60歳代では約1時間、70歳以上では約2時間長いことが示されました。日本でもその傾向は変わりません。座る時間は加齢とともに確実に増えていきます。

では、高齢者は座って何をしているかというと、やはり多いのがテレビ。

他に、女性は「座っておしゃべり」が男性より長く、男性は「パソコンを使う」時間が女性より長いという国内の調査報告もあります。NHK放送文化研究所が行った調査でも、日本人のテレビ視聴時間は年齢が上がるほど長くなる傾向が示されました。

座り続けて足腰が弱れば、歩行速度も次第に遅くなり、歩きづらいとますます出不精になり、家族にも煙たがられる……と、ちょっと切ない高齢期になりそうです。

●テレビ三昧の生活で認知機能がみるみる低下！

座ってばかりいて動かないと、本当にすさまじい速さで老いが進みます。筋力、体力、免疫力、すべてです。

週末に長時間テレビを見てずっと座っているだけでも1％筋力が下がるという話もあるくらいですから、うっかりしていると立ち上がることさえままならなくなってしまいます。

脳への影響も気になりますが、では、

・座ってテレビを見る人

・座ってパソコン作業をする人

このうち、認知機能が低下しやすいのはどちらだと思いますか？

答えは、そう、座ってテレビを見る人のほうです。

同じ「座る」でも、高齢者はテレビの前で座ることが多いのに対し、20代、30代の若い世代はパソコンの前で座る傾向が見られますが、テレビの前に座るほうが認知機能の低下があらわれやすいことがわかっています。

高齢者を対象にテレビ視聴とパソコン利用が認知機能とどうかかわっているかを調べた研究でも、長時間テレビを見ると認知機能が低下するのに対し、パソコン利用が多くても、認知機能は維持されるという結果が出ています。

なぜこのような違いが生じるのか？

テレビを見ているときはあくまで受け身で、自ら考えることが少ないため、脳が活性化しないのだといいます。そのため、認知機能の低下も起こりやすくなるわけです。

一方、パソコンを使用するときはマウスやキーボードを駆使して文字を打ったり、検索したり、自ら働きかけて作業をするため、脳が活気づくと考えられています。

座ってテレビばかり見ていれば認知症のリスクも高まるわけで、動かない生活のツケは、あまりに大きすぎます。

★ヒトは動かないと衰える定め

長い歴史のなかでみれば、ヒトの行動様式はこの数十年で劇的に変わり、「立って動く」生活から「座って動かない」生活へと一変しています。

数十年前まで、移動は、「乗る」ではなく「歩く」、余暇は「屋内でテレビやゲーム」ではなく、「外で遊ぶ」のが一般的でしたから、「座りすぎ」を気にする必要もなかったわけです。畳の上から「よいしょっ」と立ち上がったり、廊下のすみずみまで雑巾がけをすることは効果的な運動でしたし、和式トイレでしゃがんで立ち上がるという動作も、格好の筋力トレーニングになっていました。

そして今、現代人の身体活動は格段に減って、人類史上で最も長く座っています。

今日では、出かけずに連絡はとれ、クラッチもブレーキも踏まずに車の運転ができ、スイッチ一つで食器が洗え、ロボット掃除機を手に入れれば家の中を勝手に掃除してくれます。そのうち家庭用の〝洗濯物たたみ機〟も当たり前に使用される時代が来るかもしれません。

これらを部分的に切り取って見れば、確かに「便利でよくなった」のですが、見方を変えれば、人の動く機会を奪い去り、病を近づけていることでもあります。

原始より、人は獲物を追って野山を駆けまわり、多くの時間を立って過ごしていました。立って、動きまわることで「動ける体」を維持してきたわけで、人体はもともと使わないと衰えていく仕組みになっているのです。

近年になって人は急に動かなくなり、動かないことの重大なリスクを知らないままここまできました。もしこのまま座る時間を減らさず、むしろ増やすようなら、今後は若くして急速に老いるという困ったことも起こり得るでしょう。今40代の人が、60歳になった頃には立ち上がることさえおっくうになっているかもしれません。

ですから、

座り方の見直しは早いほどいいのです。

20世紀は、「立つ→座る」方向に一気に流れましたが、21世紀は逆に「座る→立つ」の流れをつくることが肝心です。

もちろん、どなたでもちょっとした工夫で、座りすぎの生活を正すことができます。

心がけ一つで、動く生活をガラッと逆転させることもできるのです。
次章からの実践編で、さっそく座り方を正していきましょう。

第3章

たったこれだけ！自然と血流と代謝がよくなるちょっとの工夫

「体に悪い座り習慣を直そう」

●その椅子から「立ち上がる」が第一歩

次は、いよいよ、座りすぎの予防策を具体的に見ていきましょう。
どうすれば、座る時間を減らせるのか？
つい座りすぎてしまう状況を変えるには？
そのスタートラインは、「立つ」ことです。

「立つこと」は「座ること」と「動くこと」の間にある行為で、歩く、走るなどの身体活動を起こすための入口、ゲートウェイです。また、糖尿病や心臓病などの生活習慣病から身を守るための入口でもあります。

ごくカンタンに言えば、「座りすぎによる病＝運動不足病」ですから、「座る→立つ

↓動く」と、姿勢をひんぱんに変えながら、少しでも多く動くこと、足を動かすことが、予防の大原則です。

その最初のステップが、「立ち上がる」ことなのです。


立ち上がれば、動くことができます。

立てば動ける。これは、行動科学的な見地からも明らかで、ヒトの絶対的な習性ともいえます。一度立ち上がれば、歩くこと、動くことが容易になり、次の行動を起こしやすくなるのです。

実際に試してみるとわかりますが、じっと座り続けることは長時間できても、「直立不動でじっと立っている状態」というのは長く続けづらいものです。大学の研究室では多くの時間を立って過ごしますが、デスクを高くして作業をしていると、自然と足を動かしたくなります。立てばじっとしていられなくなり、もっと動きたくなるのが、ヒトの行動の面白いところです。

こうした「行動連鎖」が起これば、足の筋肉ポンプが働いて血流がよくなり、体は健康に導かれます。立って動けば、ただそれだけで骨格や筋肉が調整されるというメリットもあります。

ですから、まずは重い腰を上げることが第一歩です。

●一定のペースで立ち上がる習慣で、体に悪い座り方を正す

言うまでもありませんが、座りすぎになる人は、1日のなかで「立つ」回数が圧倒的に少ないという共通点があります。

「立つ」ことは、毎日あたりまえにやっている動作ですが、**テレビやデスクの前に一度座るとつい座り続けてしまい、だんだん立つのがおっくうになり、座ったまま何でもやろうとして座りすぎになる、**というのがこれまで多くの人が陥りやすいパターンでした。**やがて代謝も下がって体が重くなり、ますます立つのがめんどうになる**という悪循環をたどっていたのです。しかも、生活が便利になり、立ち上がる用事が減ってきたことも、座りすぎを増やす要因になっていました。

このパターンをくずす方法はたった一つ。

もっと「立ち上がること」です。

これまでは、その簡単なことがなかなかできなかったのですが、意識して立ち上が

れば、姿勢が変わり、座る時間は中断できます。その瞬間から、滞りがちだった下半身の血流もよくなります。

仕事場なら、昇降式のデスクを利用し、作業台を高くして使えば容易に立ち上がれます。ただし、今はまだ座ってデスクワークをする人が大多数ですから、その場合は、できるだけひんぱんに、「ペースを決めて立つ」。これが、どなたでも今すぐできる最もカンタンな対処法です。

では、どれくらいのペースで立ち上がればいいのか？

理想は30分に1回、最低でも1時間に1回のペースで立ち上がれば、座りすぎのリスクはかなり減らせます。

さらに、立ち上がったついでに、少しでもいいから歩いたり動いたりすれば、座りすぎのリスクはもっと減らせます。

つまり30分〜1時間に1回のペースで**「立つ→ちょっと動く」が習慣化できれば、特別なことをしなくても体に悪い座り方を正し、座りすぎ生活と訣別できるのです。**

「でも……、用事がないと立ち上がれない」
「忙しい最中に、作業の手を止めて意味もなく立ち上がれるの？」
と思うかもしれませんが、それは、これまで「用事がなくても立ち上がること」の本当の意味を知らなかったり、見過ごしていたりしたからではないでしょうか。改めて考えてみてください。

立ち上がる用事ができるまで座り続けるか？

あえて小休止をとり、用事がなくても立ち上がるか？

どちらを選ぶかで、体の状態がまったく変わってくるのです。座りすぎの弊害についてはお伝えしてきた通りで、これまでの座り方を正していかないと、みすみす大切な命を削ってしまうことにもなりかねないのです。

それでもあなたは座り続けますか？

座りすぎのリスクに気づいた方は、皆さん急いでライフスタイルの見直しをされます。当然ですよね。命にかかわる問題なのですから、「忙しいから」「立つのがめんどうだから」とはもう言っていられなくなります。しかも、「立つ→ちょっと動く」だけで、突破口は開けるのです。

大切な命を守るため、これはもう、皆さんに強く決意してやっていただきたいことです。

ここがポイント

30分に1回立つだけで体が変わる

座りすぎのリスクを知る一方で、ぜひとも頭に入れていただきたいのが、立ち上がることのメリットです。次章で詳しく触れますが、まずここで、「座る→立つ→動く」ことのすぐれた運動効果についてお話しておきたいと思います。

座る→立つ

まず、座った姿勢から「立つ」という動作について。

立つことは運動のほんの入口なので、座った状態とさして変わらないと思うかもしれませんが、大いに変わります。

じっと座っているときは、足の筋肉はほぼ動きませんが、立ち上がれば、姿勢を維持するためにふくらはぎなどの足の筋肉が動員され、筋の収縮が起こります。

「逆立ち」をしたときの体の状態をイメージしてみてください。肩や腕に全体重がのるので、慣れないとすぐに手がぷるぷると震え出すでしょう。「立つ」動作は、これとは逆に、足に全体重がのるわけで、相当な負荷がかかります。普段はそんなことは意識しませんが、立つことは思った以上にエネルギーを使う「運動」です。しかも、ゆっくり立ち上がれば、それだけで筋肉への刺激量が増え、運動効果を高めることもできます。

立つ → **座る** → **立つ**

立ち上がって、また座る。また立ち上がって、座る。

こうして、椅子から腰を浮かせては戻す動作をくり返すと、お馴染みの筋トレ「スクワット」と同様の動きになります。私たちは、日頃から立ったり座ったりするたびに軽くスクワットをしているわけで、そのたびに足の筋肉を鍛えているのです。通常は座り仕事でも、お客さん相手のカウンター業務などでしょっちゅう立ったり座ったりする人は、働きながら筋力アップができているわけですね。

スクワットは、特に、太ももによく効きます。

太ももは要の筋肉ですから、動かせばその影響力は絶大です。「立つ、座る」をくり返すだけで、足から全身に刺激を届けて、活性化できるのです。

デスクワーク中に席をはずせないときも、その場で「立って座る」だけで、体の状態は変わります。ほんの少しの間でも腰を上げれば姿勢が変わり、これによって血流もよくなります。ちょっと腰を浮かせる程度でも違いますし、「ゆ～っくり立って、ゆ～っくり座る」と、効果てきめんです。「鉛筆をわざと落として、拾う」も有効です。

普段から座りがちな人も、「立つ→座る→立つ→座る」と姿勢をひんぱんに切り替えていれば、ただそれだけでも座りすぎの問題は改善できます。立ち上がることで「座り方」を変えればいいのです。

そのうえで、ちょっと歩いたり動いたりできれば文句なしです。

スクワットの効果的なやり方については、のちほど詳しくご紹介しますので、ぜひお試しください。

座る
↓
立つ
↓
歩く、動く

立ち上がったとき「ちょっと動く」ことで、足の筋肉の収縮が広範囲で盛んになり、運動効果が高まります。そこで、デスクワークが長い人、自宅でテレビを見たりパソコンをよく使う人に、今、積極的におすすめしているのは、

「30分に1回、最低でも1時間に1回のペースで立ち上がり、2〜3分でもちょっと動くこと」

です。具体的には**「30分に1回なら3分、1時間に1回なら5分くらいは立ち上がって動くこと」**が理想です。こうして活動量を増やすと、血液中の糖や中性脂肪の値にもよい変化があらわれることがわかっています。

筋電図（筋肉の電気的な活動の様子を波形で記録した図）で動作ごとの脚部の

各動作ごとの脚部筋電図の様相

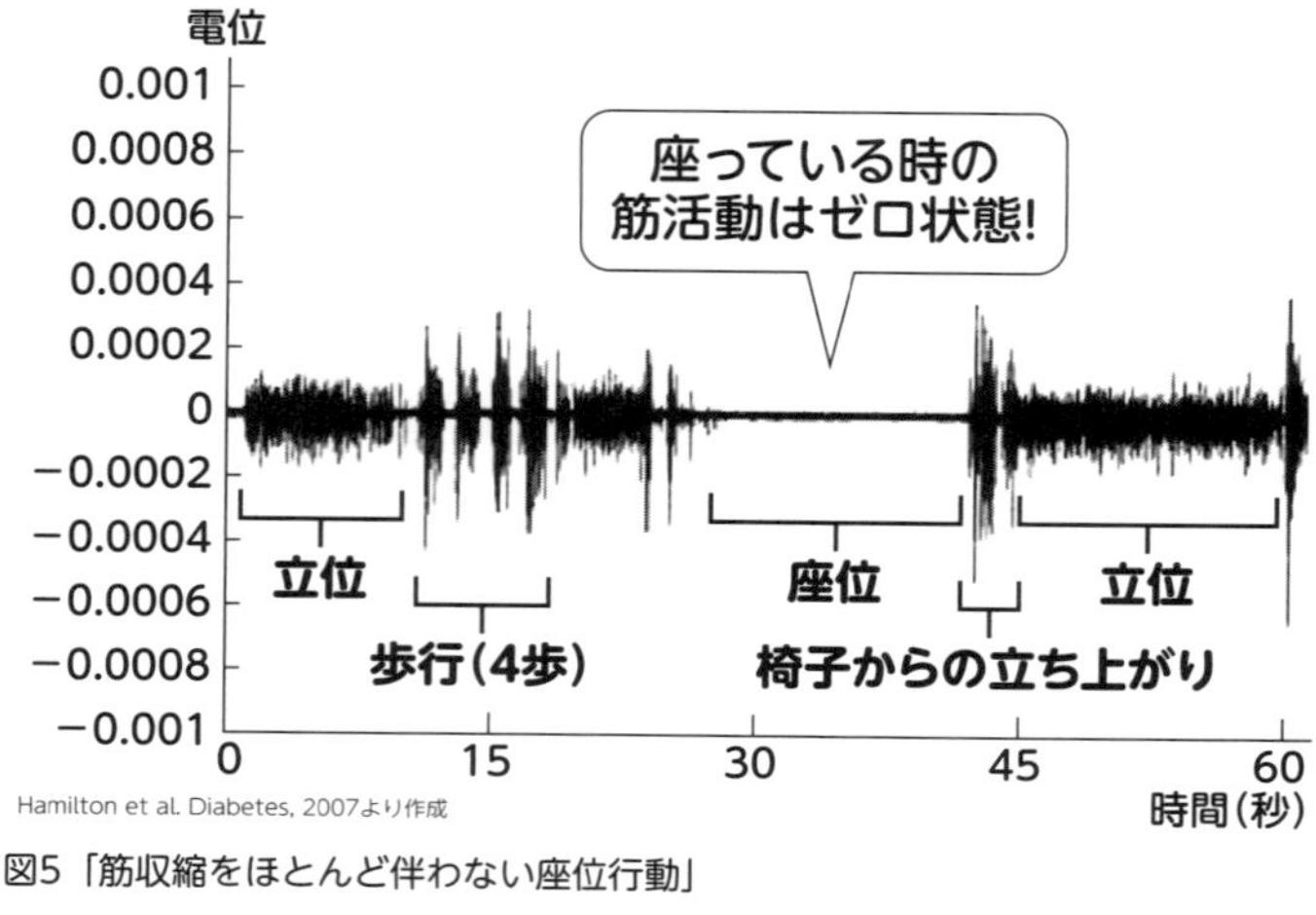

図5「筋収縮をほとんど伴わない座位行動」

筋肉を観察してみると、座っているときは筋肉はまったく変化しませんが、立ち上がれば、瞬時に大きな波形があらわれ、歩けば、たった4歩程度でも波形が激しく揺れます。それだけ負荷がかかっているということです。

ですから、糖尿病や心臓病のリスクを下げるには、単に立ち上がるだけでは不十分で、何かしらプラスアルファの「動き」を加えるのがコツです。

がんばってたくさん歩いたり走ったりする必要はありません。ほんの2〜3分程度用事を足すために歩いたり、立ったついでに軽く足の運動をする程度でいいのです。

そのときどきの状況に応じてできる動きをプラスし、「立つ→ちょっと動く」を一定のペースで実践すれば、結果がついてきます。難しく考えず、マメに立ち上がってちょこちょこと体を動かすことで体が変わります。

「立つ→動く」を習慣化するには、初めのうちは、少し強引に「自分を立ち上がらせる」工夫が必要かもしれません。

後ろの章でまた触れますが、時間のペースをつかむために、腕時計の時報やタイマーを利用する手もあります。マメに立ち上がることの効果がわかれば、意識が変わり、「立ってちょっと動く」ことも無理なくできるようになります。

★ 30分に1回立つだけで、すごいダイエット効果！

今おなかまわりの脂肪が気になっている方、メタボ気味でダイエットが必要な方、無理に激しい運動をしなくても、確実にやせられるとっておきの方法があります。

それが、**30分ごとに立ち上がって2〜3分でもいいから動くことです。**

30分に1回立つだけでこんなにやせる！

	1分間立ったり歩いたり（30分の中で）	**2分間**立ったり歩いたり（30分の中で）	**5分間**立ったり歩いたり（30分の中で）
1時間で	3.0	7.4	16.5
1日（8時間労働）**で**	24	59.2	132
1カ月で	480	1184	2640
6カ月で	2880	7104	1万5840
1年で	5760（0.82kgやせる分）	1万4208（2.03kgやせる分）	3万1680（4.52kgやせる分）

表中の単位はキロカロリー、1kgやせるのに必要な消費エネルギーは7000キロカロリー

Swartz et al,Int J Behav Nutr phys Act,2011より作成

図6「立ったり少し歩いたりすることのメリット」

たった数分歩くだけでも、エネルギー消費量は確実に上がります。

1キロ（グラム）やせるために必要な消費エネルギー量は、7000キロカロリーであることは、ご存じの方も多いでしょう。では、仕事時間中30分ごとに立ったり歩いたりした場合、どれくらいの期間で1キロやせるのでしょうか。

右ページ下の図6にご注目。

これは、30分ごとに立ち上がって動いたときのエネルギー消費量を「動く時間」ごとに割り出したものです。

これを見ると、**30分に1回ペースで1分立ったり歩いたりすれば1時間で3・0キロカロリー、2分なら7・4キロカロリー、5分なら16・5キロカロリー消費する計算になります。**

2分のブレークタイムを30分ごとにとり、そのたびに立って歩くことを繰り返した場合、単純に計算して

1日8時間労働すれば…1日で59・2キロカロリー

8時間労働を週に5日続ければ…1週間で296キロカロリー

1カ月（20日）続ければ…1184キロカリー
6カ月続ければ…7104キロカロリー
1年間続ければ…14208キロカロリーの消費になります。

つまり、**半年で1キロ、1年でなんと2キロやせる計算になるのです。**

少し多めに5分のブレークをとって動いたとすれば、6カ月後には約2キロの減量が期待できます。

実際はここまで単純にはいかなくても、「立つ→ちょっと動く」を一定ペースできちんきちんと続けていれば、エネルギー消費量がコツコツ積み上がって、減量できることは明らかです。消費エネルギーが上がれば、やせることはもちろん、血液の状態や体調、健康維持にもよい影響があらわれるでしょう。

これだけの効果、あなたもぜひ試して味わってみてください。

●座っているときの活動量は寝ているときとほぼ同じ

ここでは座っていることが、どれくらい活動量が少ないかについて、少々専門的な話をします。理解できなかったとしても特に問題はありませんのでご心配なく。

寝る、座る、立つ、歩く、走る……。

私たちは一日のなかで、静と動の行動を織り交ぜながら暮らしています。そのうち圧倒的に多いのは「静」の時間で、多くの人が起きている時間の55〜60%、つまり半分から3分の2を座って生活していることは、お伝えした通りです。

その「静かにしている時間」のことを専門用語では「座位行動」といいます。座位行動の定義にはいくつかの考え方がありますが、現時点では「座位および臥位《がい》における消費エネルギー量が1・5メッツ以下のすべての覚醒行動」という表現がよく知られています。

「臥位」とは、要は、横になって寝ている状態。床にごろんと寝転んでテレビを見ているようなときは臥位にあたります。

また「メッツ」とは、「Metabolic equivalents」の略で、運動のレベル（強度）をあらわす単位のこと。体を動かして活動したとき、そのエネルギー消費量が安静時の何倍にあたるかを示します。例えば、軽いストレッチは2・5メッツ程度ですが、これは、安静時の2・5倍のエネルギーを消費するという意味です。

「寝る→座る→立つ→歩く→走る」と運動量が増えるほどメッツの値も上がるわけです。参考までに、メッツは以下の4段階に分類できます。

・座位行動（1・5メッツ以下）…座ったり寝転んでじっとしている状態
・低強度身体活動（1・6〜2・9メッツ）…軽めの家事や、ゆるめのストレッチ
・中強度身体活動（3・0〜5・9メッツ）…活動量の多い家事やウォーキング
・高強度身体活動（6・0メッツ以上）…ジョギングなど負荷の高い運動

このうち、座位と臥位は、最低レベルの「1・5メッツ以下」で、ほとんどエネルギーを消費していない状態です。

多くの日本人は起きている時間の多くを座ったり寝転んだりして最低レベルの消費エネルギーで暮らしているわけで、いかに運動不足の生活になっているかがおわかりいただけるでしょう。健康に生きるためには、体の省エネ生活は、ただちに見直す必要があります。

参考までに、犬の散歩は3・0メッツの「中強度」の身体活動にあたります。しかも、歩く、走る、しゃがむ、などいろいろな動き方をするため、犬を飼って毎日散歩させ

ていれば、勝手に運動量が増えて健康を維持しやすくなります。
犬を飼うことは、楽しみながら身体活動レベルを上げるおすすめの健康法ですが、その話題はあとにまわし、ここではまず、どなたでも試していただける対策からマスターしましょう。

ここがポイント

「ちょっと動く」回数はこうして増やせる！

運動習慣のあるなし、ペットを飼っているかいないかはさておき、今すぐどなたでも始められる座りすぎ対策は、1・6メッツ以上の活動を増やしていくことです。
なかでも、日常生活のなかで無理なく増やせるのが「低強度の運動」ですが、「30分ごとに立ち上がってちょっと歩く」程度の運動は、まさにこの「低強度」の運動にあたります。じっとしている状態を意識的にくずし、ちょっと動くことで体は活気づいてきます。すると、見た目も若々しくなります。
具体的な行動としては、
仕事場なら、作業の手を休めて立ったついでにコーヒーブレーク、デスクまわりをちょっと片づける、ごみを捨てに行く、外気にあたりに行く、必要なモノをロッカーまで取りに行く、不要な書類をシュレッダーにかける、など目的地まで歩いて行って用事を足すと「数分の低強度の運動」になります。

家の中なら、テレビ視聴や座ってやっていた作業を中断して立ち上がり、立ったついでに植物に水をやる、花瓶の水を取り換える、流しに置いたままのコーヒーカップを洗う、衣類を片づける、郵便ポストをチェックする……など、ごく簡単な家事の動きで低強度の運動になり、回数を重ねるほど消費エネルギーも上がっていきます。

30分〜1時間おきにブレークをとると、休憩のタイミングは何度もやってきますから、あらかじめ3〜5分程度でできる簡単な用事をリストアップし、家事や仕事の合間に組み込んでいくのもいいでしょう。

まずはあわてずに、できることから始めましょう。

効果がわかり、用事がなくても立ち上がることの意味が体でわかれば、しめたものです。すると、立って動くことがめんどうではなくなり、すすんで体を動かせるようになります。

「ついでの体操」で血流が一瞬でよくなる！

ではここで、立ったついでにできる、座りすぎ予防の体操をご紹介。

立ち上がってちょっと動くとき、低強度レベルの「足の筋トレ」を加えると、下半身の筋肉を刺激しながら運動効果を高めることができます。

動かすのは、足だけ。おすすめの体操は2つあります。

「ふくらはぎ」を刺激する体操と、「太もも」を刺激する体操です。

座りすぎの問題は、足を動かさないことで筋肉がなまけ、血流を悪化させることですから、ふくらはぎと太ももの2つの要所をよく動かすこと、しかも、ピンポイントで刺激することが大切です。

「これだけでいいの？」というほど簡単ですから、さっそく試してみてください。

職場のデスク前で、キッチンでコーヒーを入れている間に、料理をあたためている間に、あるいは移動中の乗り物の中で、いろいろな場面で応用の効く体操です。

これだけで健康・長生きに!

「座りすぎで病気」の予防体操❶

ふくらはぎに効く!ゆっくり背伸びするだけの「かかと上げ運動」

一つ目は、「ふくらはぎ」を活性化する、ベーシックな足の体操です。かかとを上げたり下げたりするだけですが、筋肉のポンプが働いて足の血流がみるみるよくなります。

コツは、あわてず「ゆっくり」動かすこと。スローに動かすと、筋肉を効果的に刺激できます。ただし、あまりゆっくりだともたついてしまうので、2秒で上げて2秒で下げるくらいがちょうどいいでしょう。足のむくみ対策としてもおすすめです。

体操の手順

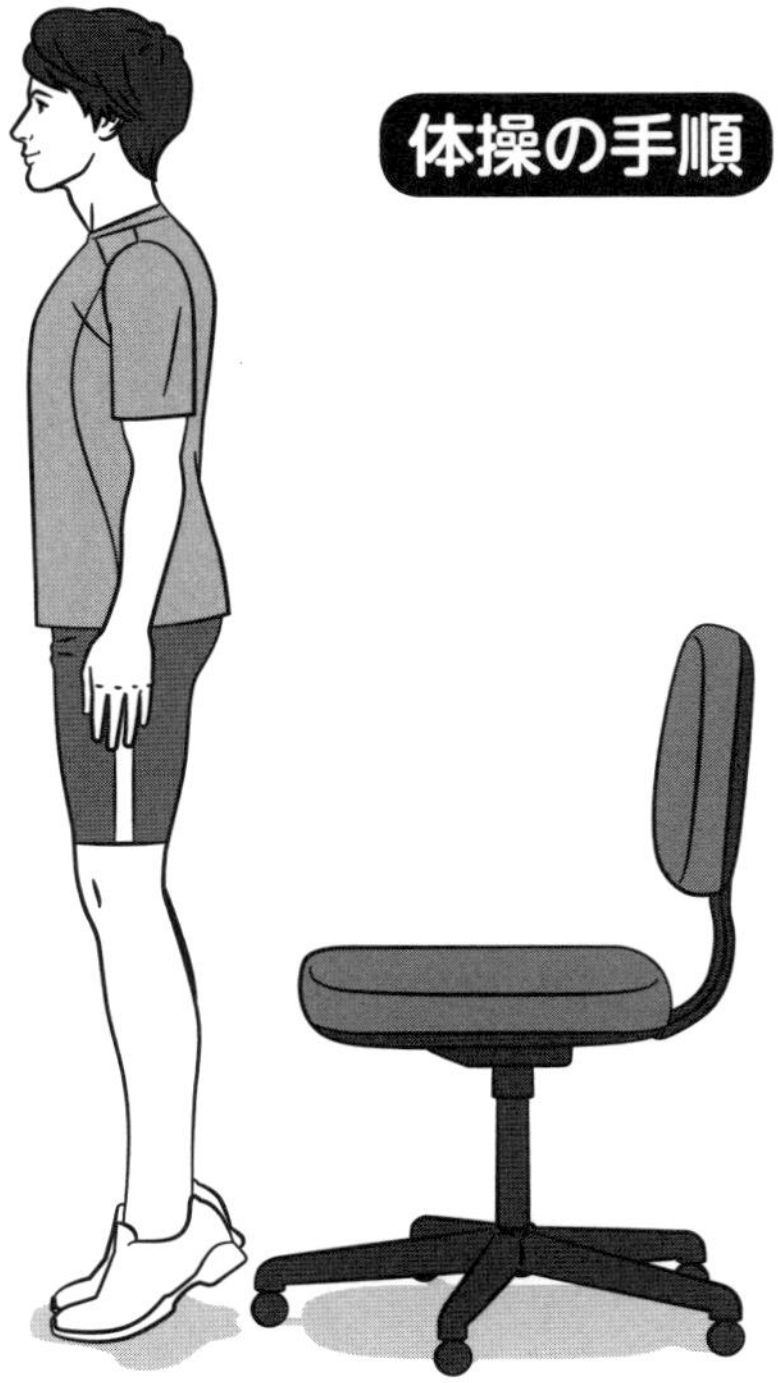

❶まっすぐ立って、背伸びをするように左右のかかとをゆっくり上げます。「1、2、3、4（「いちに」で1秒、「さんし」で1秒、以下同）」と数えると丁度2秒くらいです。

❷「1、2、3、4」でかかとをゆっくり床に下ろします。5回以上くり返すと効果があらわれやすくなります。

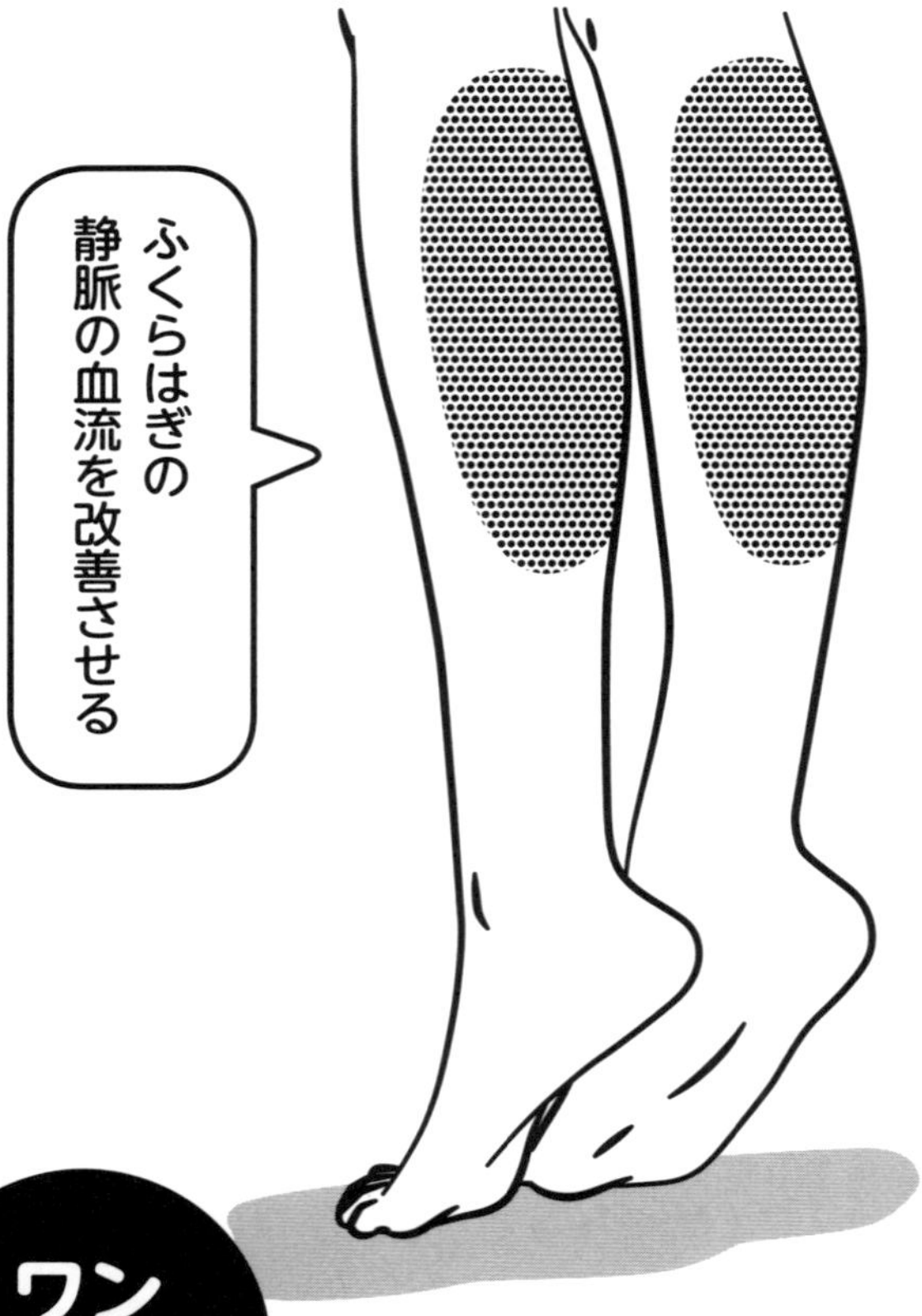

ワンポイント

★かかとを上げてゆっくり背伸び
★「1、2、3、4」で伸び上がり「1、2、3、4」で戻す

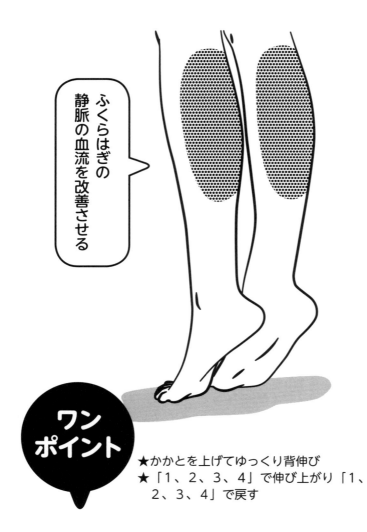

これでもOK!

普段あまり運動しない方や高齢者は、転倒に注意。心配なら椅子やテーブルなどにつかまって行いましょう。

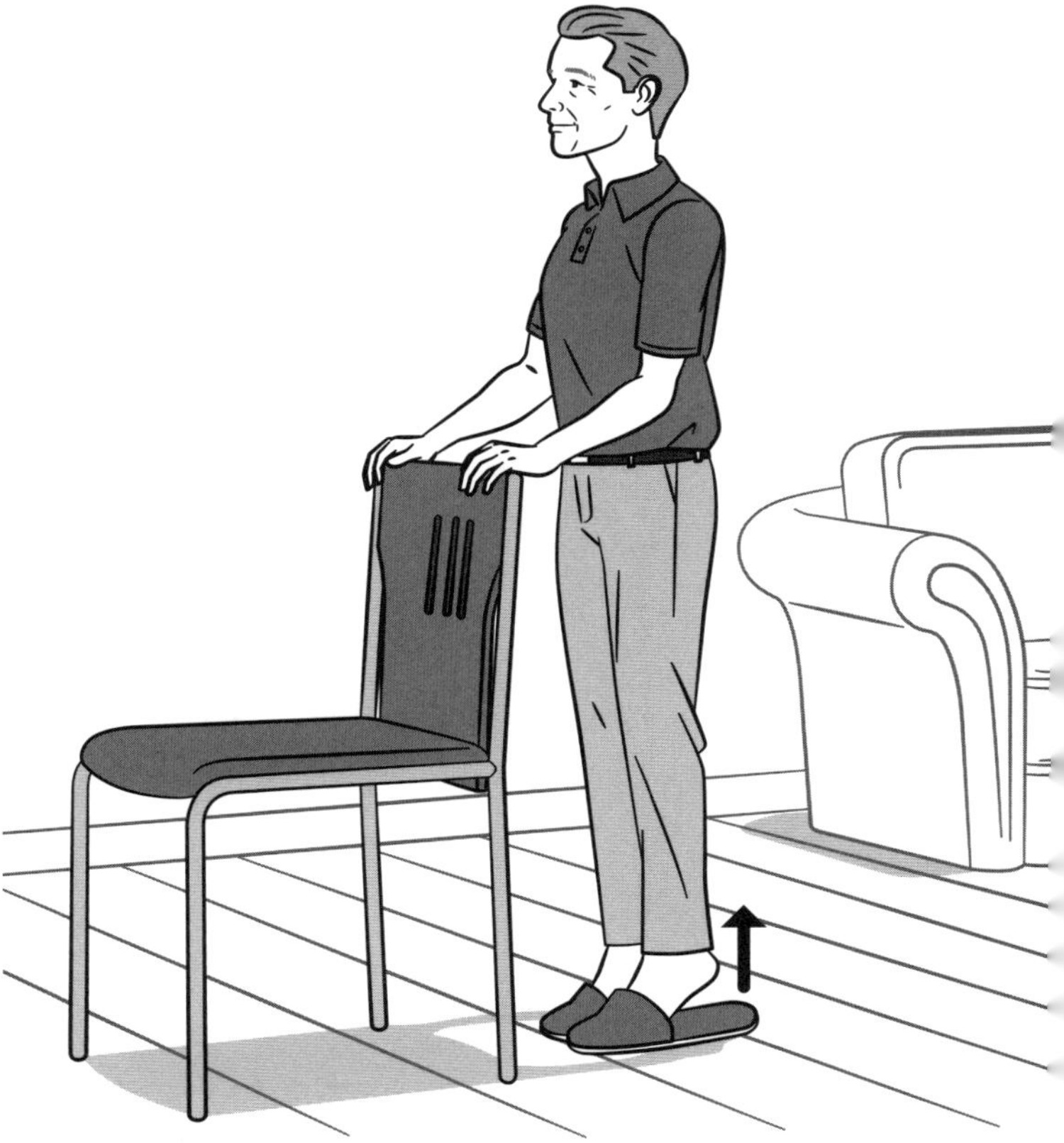

これだけで健康・長生きに!

「座りすぎで病気」の予防体操❷

太ももに効く! ゆっくりしゃがんで伸びる「スロー・スクワット」

次は、太ももを刺激する体操です。立つとき、座るとき、階段の昇り降りなど、ひざを伸ばすときに働くのが、太もも前部にある大きな筋肉「大腿四頭筋」です。ここを鍛えるスクワットは、座りすぎ予防として一押しです。

単に椅子から立ち上がるだけでも、軽くスクワットしたことになりますが、立ったついでに、ひざを曲げてしゃがむ、伸ばす、をくり返すと、効果的なトレーニングになります。広範囲の筋肉を動かすことで、体じゅうに刺激が伝わり、血流も代謝もアップ。太ももの筋肉が逞しくなると、ひざ痛もカバーできます。

体操の手順

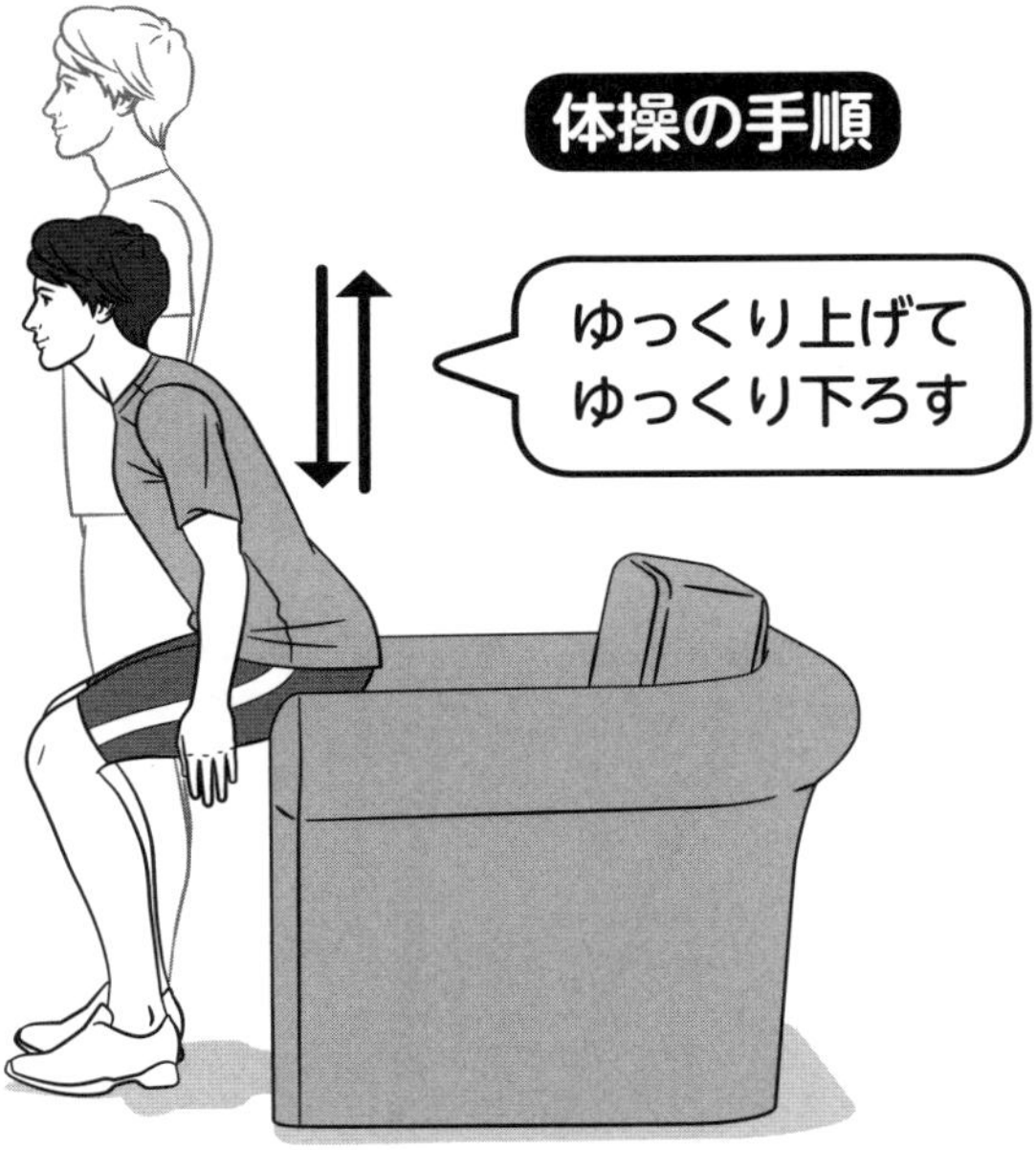

❶まっすぐ立った姿勢から、ゆっくりひざを曲げ、軽くしゃがんだ格好になります。
「1、2、3、4（いちにさんし）」と数えると丁度2秒くらいです。4分の1スクワット程度で十分ですが、ひざを曲げたとき、ひざがつま先より前に出ないように。

❷「1、2、3、4」でゆっくりひざを伸ばしながら、元の姿勢に。5回以上くり返すと効果があらわれやすくなります。

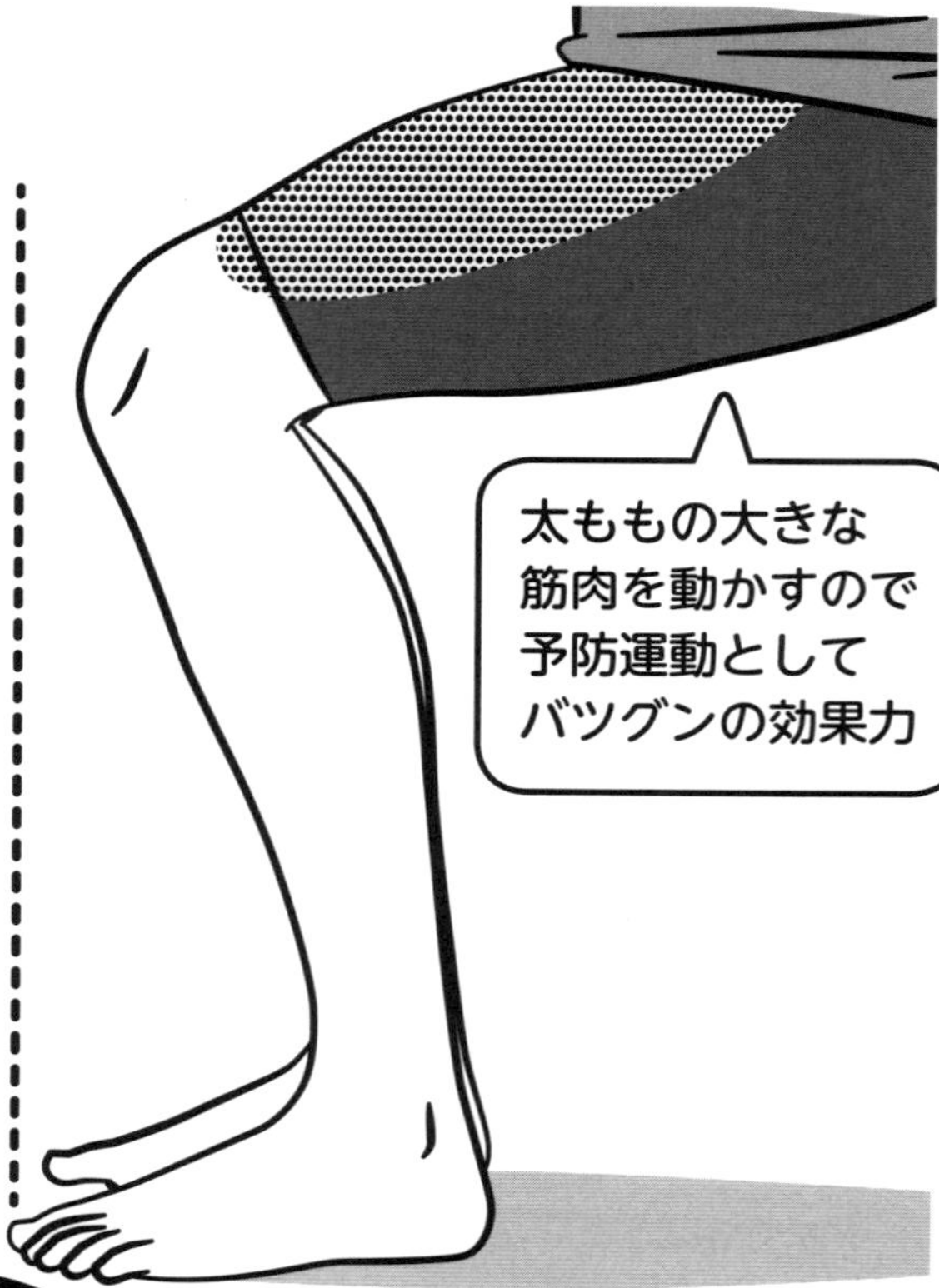
太ももの大きな
筋肉を動かすので
予防運動として
バツグンの効果力

ワンポイント

★ゆっくりひざを曲げてしゃがみ、ゆっくり伸ばす
★曲げたひざの位置は、つま先より前に出ないように

これでもOK!

座りすぎ予防なら４分の１スクワット程度でも十分。
不安なら椅子などにつかまって行います。

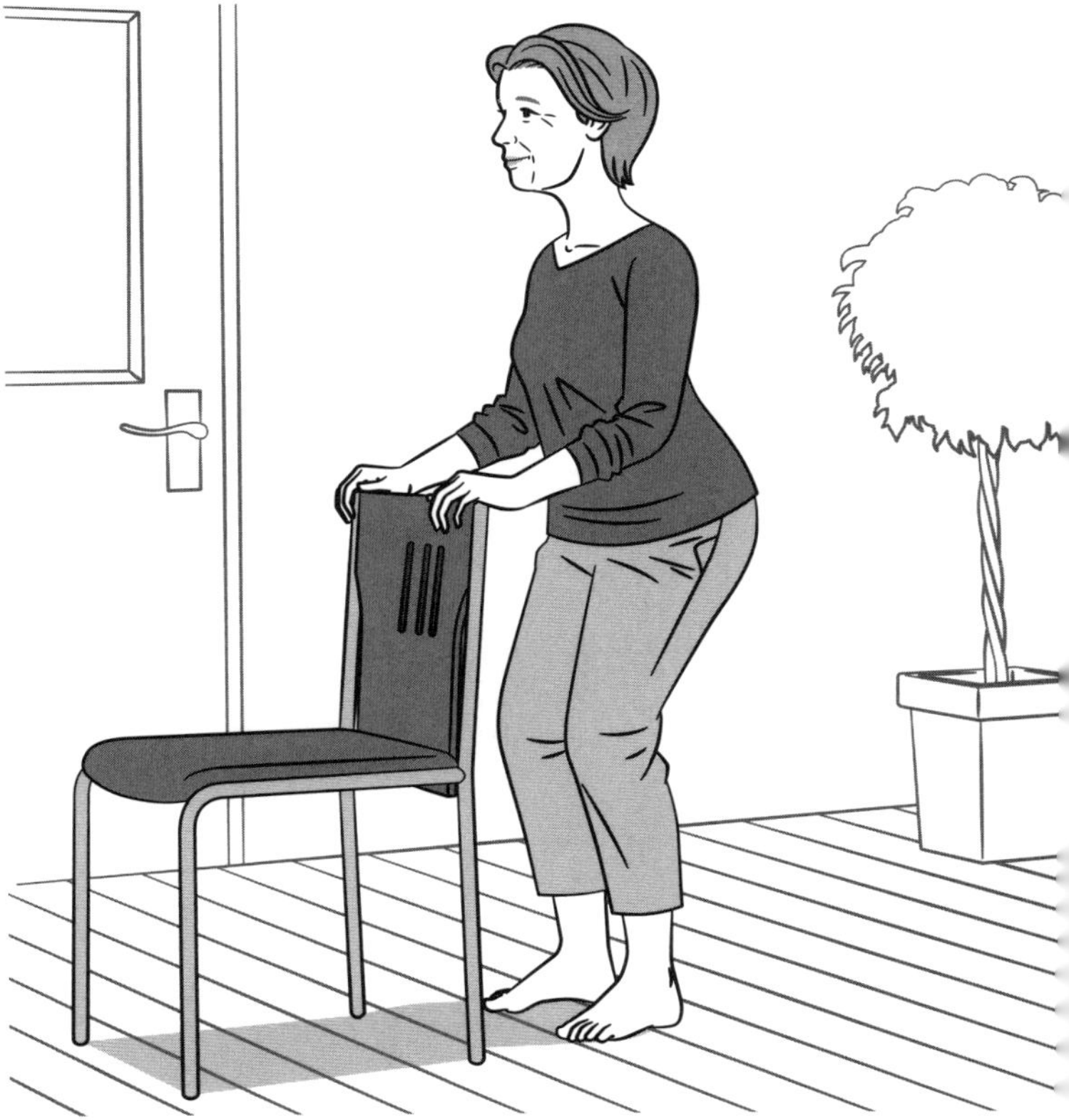

以上、どちらの体操も、5回ほどやれば十分ですが、回数にはあまりこだわらなくて大丈夫です。初めのうちは無理せず、目的の筋肉をゆっくり動かすことに集中し、慣れてきたらだんだん回数を増やしていきましょう。

目安として、10回1セットできれば理想的。30分~1時間に1回、立ち上がってブレークのたびに実践すると、めきめきと効果があらわれるでしょう。

デスクから離れられないときも、立ち上がってこの足の体操をするだけでかなり予防効果が高まります。

この2つの体操を身につけ、くり返しやっていると、筋肉、血管、骨、内臓、すべて丈夫になります。筋力がつけば、歩いたり走ったりすることもラクになり、持久力も上がってより負荷の高い運動ができる体が育っていきます。将来的には寝たきりになりづらい体に変わります。

足を動かさないと、筋力は落ちる一方で、将来的にはひざを痛めやすくなったり、歩行中にバランスをくずして転倒するリスクも高まります。

やるかやらないかで10年後、20年後の健康レベルが格段に変わります。

今からコツコツ続けていきましょう。

●「立ち仕事」のときも、足をよく動かすことが大事

もともと「立ち仕事」の方や、すでに立つ机（スタンディングデスクやワークステーション等）を利用している方にも、「足の体操」はおすすめです。昇降式のデスクを使えば座る時間はすぐに減らせますし、立っていると足の筋肉を使うので、それだけで運動効果があります。

ただし、単に「立つ」だけで安心しないでください。

座りすぎの根本的な問題は「同じ姿勢でじっと動かないこと」ですから、同じ姿勢で立ったまま長く作業を続ければ、やはり体の問題は起こってきます。足の静脈の働きが悪くなる、ひざや腰を痛めやすくなるなどのトラブルが起こりやくなるので、**立っ**

て作業をするときも、同じ姿勢を長く続けないように気をつけてください。

立ってデスクワークする際の注意点として、

・疲労度に応じてデスクの高さを変え、立ったり座ったりしながら作業姿勢のバランスをとること

・立っているときも、足を動かすこと

この2つは常に心がけていましょう。

やはり、定期的に休憩をとって歩くことも大事ですが、作業中に足の体操をすることなら、席をはずせないときでもラクに実践できるでしょう。立っていると自然と足を動かしたくなるのが人の習性ですから、「立つ→動く」の流れはつくりやすいでしょう。

ほんのちょっとのことで、自分の体を守れます。

第4章

とにかくいいことだらけ！立つ生活で体調も能率も格段にアップ

「立つ→ちょっと動く」習慣で、あなたの体も目覚める

この章では、「立ち上がる→動く」という行動によって体がどんなふうに変わり、どんないいことがあるのか、さまざまな角度から検証していきましょう。

すでに、生活のなかで立って動く回数を増やしている方、デスクワークを「立ち仕事」にできるよう職場の環境を変えた方からは、次々とよい報告が届いています。

「立つと疲れると思っていたけど、逆に夕方に押し寄せてきていた疲れがなくなった」

「30分に1回立つだけで、3カ月でおなかまわりが引き締まってきた」

「肩や首のコリが気にならず、体がとてもラク」

……これらは、とても多い感想です。他に、

「立ち上がって動くと気分転換になり、ストレスも一緒に発散できる」

「血のめぐりがよくなったようで、気分も爽快」

など、心の変化を感じる方も多数いらっしゃいます。
これらは、私自身も日々実感していることです。
立って歩くことで心身が軽くなり、ラクに動け、行動力が増し、「前より元気になっている」自分に気づくのです。

初めのうちは、「30分や1時間に1回立ち上がるだけで、本当に変われるの?」と言っていた方も、実際に試してみると変化が体でわかり、しかも、次第に血糖値や血圧などの検査数値もよくなるので、やる気がどんどん高まっていくようです。

姿勢をひんぱんに変えると、筋肉や骨格も調整されるため、ずっと悩まされていた体の痛みも手放せるなど、それはもういいことばかりです。立ち上がって動くことで、座りすぎから始まった悪循環を断ち切り、不活発だった体のあちこちを目覚めさせることができるのです。

変化は健康面にかぎりません。働き方や人間関係、そして生き方そのものにまで、よい流れは波及していきます。

さっそく、研究データとともに、いいことを一つずつ見ていきましょう。

ここがポイント

数値で健康になることが証明された

●「立ち歩く」程度の動きで、血糖値、血圧が下がった

座りすぎになると、かかりやすくなる病の一つが糖尿病です。

このところ座りがちな生活が続き、おなかまわりの厚みや体重増加が気になっている方、血糖値が高めの方は、要注意。すでに赤信号点滅です。

周知の通り、糖尿病は血糖値が慢性的に高くなる病気で、今、予備軍を含めれば国内の患者数は2000万人とも言われます。原因は、主に運動不足などの生活習慣ですから、座る時間が増えればそのぶんリスクは高まります。逆に、座りすぎに気をつければ、糖尿病のリスクは減らせます。前にも述べたように、立つことが次の「動く」につながり、トータルの活動量が増える好循環が発生することも糖尿病予防につながります。

座位を中断して「立つ」ことで血液の状態が変わり、血糖値が改善されることは、さまざまな研究データからも証明されています。

各国から研究報告が寄せられているので、さっそく見てみましょう。

肥満傾向にある成人19人に行われた実験では、

・5時間続けて座り続けるグループ

・20分ごとに立ち上がってちょっと歩く（低強度の運動）グループ

・20分ごとに立ち上がってしっかり歩く（中強度の運動）グループ

それぞれに対し、1時間ごとに計5回の採血を実施。結果は、立ち上がって運動した2つのグループは食後の血糖値（グルコース＝血糖中のブドウ糖濃度）と、血糖値を下げるホルモン、インスリン濃度がともに下がっていました。

立ち上がってちょっと動けば食後の血糖値も下がる！

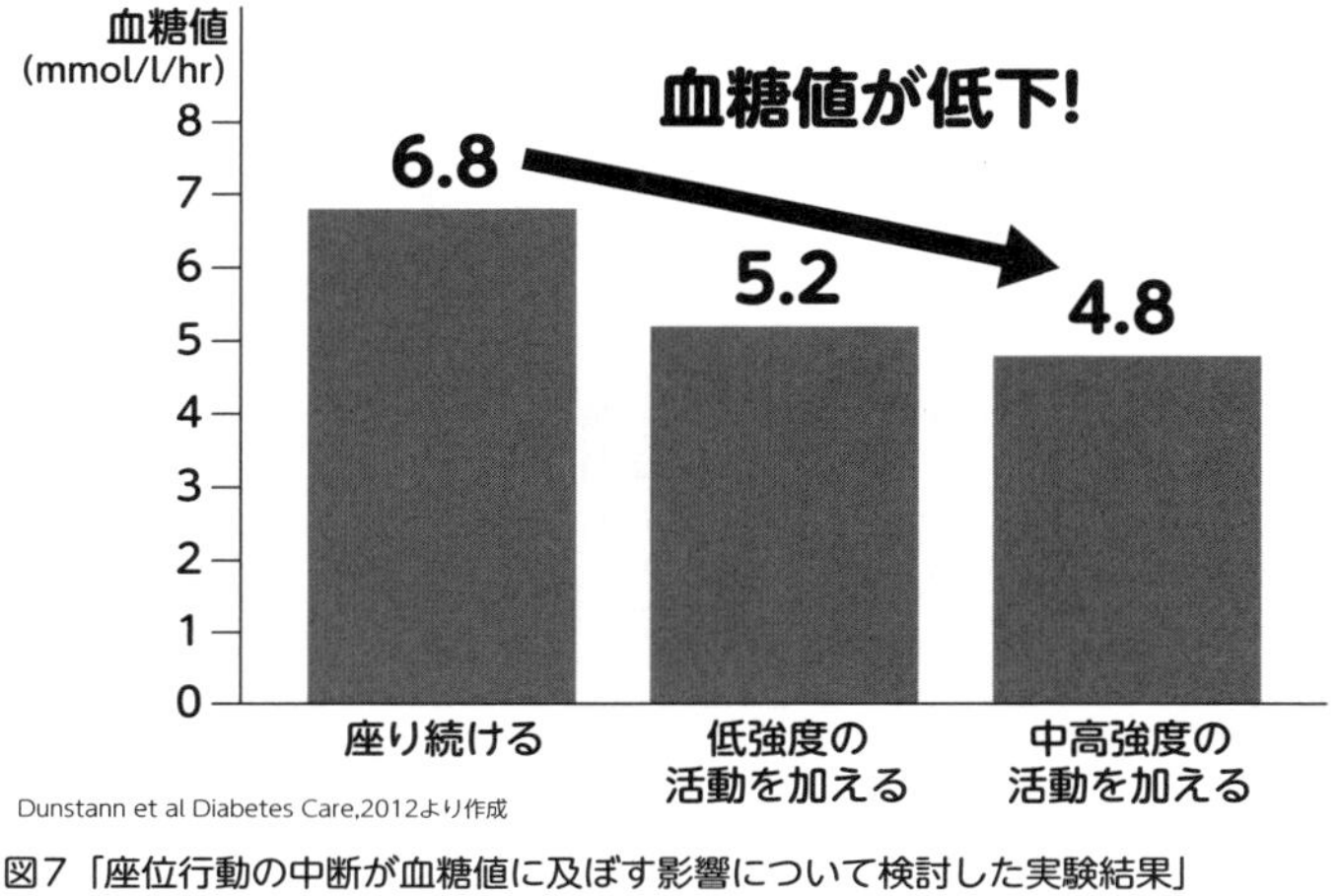

Dunstann et al Diabetes Care,2012より作成

図7「座位行動の中断が血糖値に及ぼす影響について検討した実験結果」

肥満傾向にある23名の事務職を対象にした別の実験では、8時間続けて座ったまま通常業務をするグループと、30分ごとに立ってパソコン作業をするグループの2つに分けて血液の変化を調べています。

その結果、

立ち上がったグループは、食後の血糖値の上昇が11%抑えられたと報告されています。立ち上がるだけで血糖値が低下したのです。

他に、立ち上がって運動したグループは、運動の強度にかかわらず、「血圧の低下」が認められたという、報告もあります。

いくつかのデータを総合すると、中強度の運動をしたグループはもちろん、「立つ→ちょっと歩く」、または「ひんぱんに立ち上がる」程度の低強度の運動でも、血糖値と血圧の安定には有効であることが示されました。

●立ち上がってよく動けば、中性脂肪も確実に減る

座位を中断すると、中性脂肪の数値も改善されることがわかってきました。

健康な男性15名を対象に、中性脂肪に与える影響を調べた実験では、
・7・5時間続けて座り続けるグループ
・45分ごとに「座る→立つ」を6回くり返すグループ
・30分ごとに「座る→立つ→歩く（中強度の運動）」をくり返すグループ
この3グループに分け、翌日の食後の中性脂肪濃度を比較しています。
その結果、

30分ごとに立って歩行したグループは、座りっぱなしのグループと比べて食後の中性脂肪濃度が18％低下していました。

これに対し、45分ごとに立ち上がるだけのグループは明らかな変化が見られませんでした。同様の結果が、別の実験でも出ています。
つまり、単に「立ち上がる」だけだと、血糖値や血圧の低下には有効でも、中性脂肪を減らすには運動量が足りず、より強度の高い運動が必要になると考えられます。

●筋肉ポンプの働きが「いいこと」のカギを握っている

では、「立ち、歩く」程度の運動を細切れに行うだけで、血液の数値がよくなるしくみとは?

そのカギを握っているのは筋肉の活動です。

「立つ↓歩く↓もっと動く」と運動量が増えれば、筋肉が動く範囲は広がり、筋収縮も盛んになります。じっと座っているときはビクともしなかった足の筋肉も、動かせばポンプの力が働いて、力強く血液が流れ出します。そして、眠りからさめたように体じゅうが活気づくのです。

血液がさらさら流れれば、代謝活動にもよい影響があらわれます。

まず、糖の取り込みを促す輸送体（グルコース輸送体）が活発に移動し始め、血液から細胞への糖の取り込みがスムーズになります。血糖値が下がりやすくなるのはそのためです。

一方で、中性脂肪の分解を促すリポ蛋白リパーゼ（ＬＰＬ）の働きも活性化し、血液中からの中性脂肪の取り込みも促されます。ＬＰＬは、脂肪組織や筋肉組織の血管壁に存在し、体を動かして筋収縮が起こると、これを合図に働き出すしくみになっています。「よし、出番が来たぞ」とばかりに代謝物資も活動モードになるわけです。

前項の研究でも示されたように、LPLを活性化させるには。立つだけはダメで、ある程度の運動量が必要と考えられています。

つまり、立ってよく動くほど、中性脂肪の数値も改善しやすくなるわけです。

★がんも……座り方を正せば生活習慣病が遠ざかる

座りすぎは、心血管疾患による死亡リスクも高めますが、立ち上がって動けば血管機能にもいいことがあります。足を動かし、滞っていた血液がめぐり出すと、血管への負担が減って、低下していた血管機能も改善しやすくなるのです。

立っても作業ができるパソコン台「ワークステーション」を使った実験では、立ち仕事を増やすことで善玉コレステロールHDLの値が増加したという報告もあります。

HDLは血管壁にたまった悪玉コレステロール（LDL）をはがして運び出す役目があり、増えれば動脈硬化のリスクを減らせます。すると、その先に起こりやすくなる脳血管疾患、心血管疾患（狭心症、心筋梗塞など）のリスクまでも減らせるのです。

がんへの影響はどうでしょうか。立ち仕事を増やすこととがんリスクの低下についても研究が進んでいますが、とりわけ、

大腸がんや乳がん、肺がんなどに効果的との報告が目立ちます。

運動不足や肥満とがんは密接ですから、やはり動いて代謝のいい体をつくることは予防の基本です。

一例として、**オランダで行われた大規模な疫学研究では、仕事中の座位時間が1日2時間未満の男性は、6〜8時間の男性に比べて結腸がんのリスクが37%低いという報告もあります。**

この通り、足の筋肉が動けば体の各所の動きがよくなり、糖や脂肪の吸収がスムーズになり、血液の中が掃除され、血管の若さを保てます。

まるでじっと止まっていたベルトコンベヤーが始動するように、必要なものが必要

なところに運ばれ、血圧や血糖値も自然とコントロールされ、、健全なメカニズムが戻ってきます。そして、肥満をはじめ、糖尿病、高血圧、心臓病、がんなど、さまざまな生活習慣病と訣別できます。

体がよくなるしくみは、とてもシンプルです。

自力で動かすことで、健康な体を生み出せるのです。

ですから、まずは、とにかく、立ち上がり、動くことです。

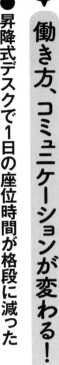

ここがポイント

働き方、コミュニケーションが変わる！

●昇降式デスクで1日の座位時間が格段に減った

今、一歩先を行く世界中の企業が次々導入しているのが、立ち机（スタンディングデスク、ワークステーションなど高さ調節ができるタイプの机や作業台）です。

北欧やオーストラリアでは、新しくオフィスに導入する机の多くがスタンディングデスクだと言われますが、日本でも、楽天、三菱商事、日本マイクロソフト、グーグル日本法人、フジクラ、アイリスオーヤマ、メタルワンなどが導入し始めたことは、お伝えした通りです。

では、高さを変えられるデスクで、座る時間はいったいどれくらい減らせるのか？

この点は、まず気になるところでしょう。

もちろん個人差はありますが、使い始めの頃は多少違和感があったとしても、１カ月ほど使用していると次第に慣れ、多くの方が立ち仕事のメリットを体で覚えます。

そして、だんだん立つ時間が増えていきます。

「続けるほど、立ち仕事がラクになり、進んで立ちたくなる」という声は多く、なかには、立ち仕事と座り仕事の時間が、すぐに半々くらいになったという方もいます。


職場で立ち作業台（ワークステーション）を使用した研究から、事例を紹介します。

オーストラリアの20～65歳の勤労者を対象にした研究では、ワークステーションの利用によって、仕事場で座っている時間が１日１４３分、起きているとき座っている時間がトータルで97分減り、効果が３カ月持続したといいます。

オーストラリアで勤労者42名に行われた別の実験報告では、仕事中に座っている時間が73分減少し、立っている時間が65分増加したそうです。

もう一つ、米国の勤労者を対象に、ワークステーションを4週間にわたって利用した研究では、仕事中に座っている時間が1日あたり66分減少したことに加え、腰や首の痛みがラクになる、気分も良好になるなどの改善例が報告されています。

いずれも、ワークステーションの利用によって座る時間が1〜2時間程度減っています。継続的な使用で、さらに立つ時間を増やすことができるでしょう。

ここがポイント

能率アップ、コミュニケーションも増えた！

スタンディングデスクやワークステーションの利用で「立ち仕事」を増やしていくと、仕事の効率や、働き方、社員同士のコミュニケーションまでが変化しました。

まず、健康面に関しては、血液検査の数値が改善される他、体感的には、

- **疲れにくくなった**
- **肩や首、腰、背中などの痛みやコリが軽減、解消した**
- **頭や目の疲れが軽減された**

などの報告が目立ちます。

他に、健康面以外の「いいこと」を体験者の声から、リストップしてみましょう。

■能力や思考法、働き甲斐の変化

・頭が冴え、集中力が高まる

・いいアイデアが生まれる

・作業効率が上がる

・思考がポジティブになり、前向きに取り組める

・仕事に満足できる

■行動パターンの変化

・フットワークが軽くなる

・雑用などでも積極的に動く

■職場のムードの変化

・社員同士のコミュニケーションが増える

・生産性が高まり、職場に活気が出る

この通り、立ち仕事を増やすと仕事のパフォーマンスが上がり、おまけに社内の空気もよくなるなど、やはりいいことばかりです。

３つのポイントに分けて変化のしくみを見てみましょう。

●脳の働きも格段によくなる

「立ち仕事」を増やすと、一日中座ってデスクワークをしていたときより、目の前の作業に集中でき、「効率がよくなる」という感想をよく耳にします。

これもやはり、「立つ」ことの運動効果の一つでしょう。

作業姿勢をひんぱんに切り替えると、足の筋肉の収縮が全身に伝わります。その刺激は頭まで届くため、脳の血流にもよい影響を与え、頭が冴える感覚がやってくるのかもしれません。作業中に足の体操など加えれば、さらに脳を刺激でき、作業効率を高めることができるでしょう。

「運動すると頭がよくなる」といわれるように、身体活動と脳の働きは密接につながっていますから、運動量を増やすほどたくさんのプラス作用が期待できるのです。

もちろん、立ち机を使用しなくても、座席から「ひんぱんに立ち上がる」ことでも、同様の効果が得られます。

個々の生産性が上がれば、企業そのものの生産性も上がっていくでしょう。

●フットワークが軽くなる

「立てば動ける」、そして、「立てば動きたくなる」ことは、試してみるとわかります。

座っていると、コピー取りなどのちょっとした用事で立ち上がるのが「何だかめんどう」に感じたりしますが、立って作業をすると、そのまま用事を足しに行けるので、さっとラクに動けるようになります。

また、「めんどうだから」と用事をまとめようとせず、小さな用事のたびに難なく動けるので、結果的に運動量が増え、「動く→もっと動く」が実現しやすくなります。

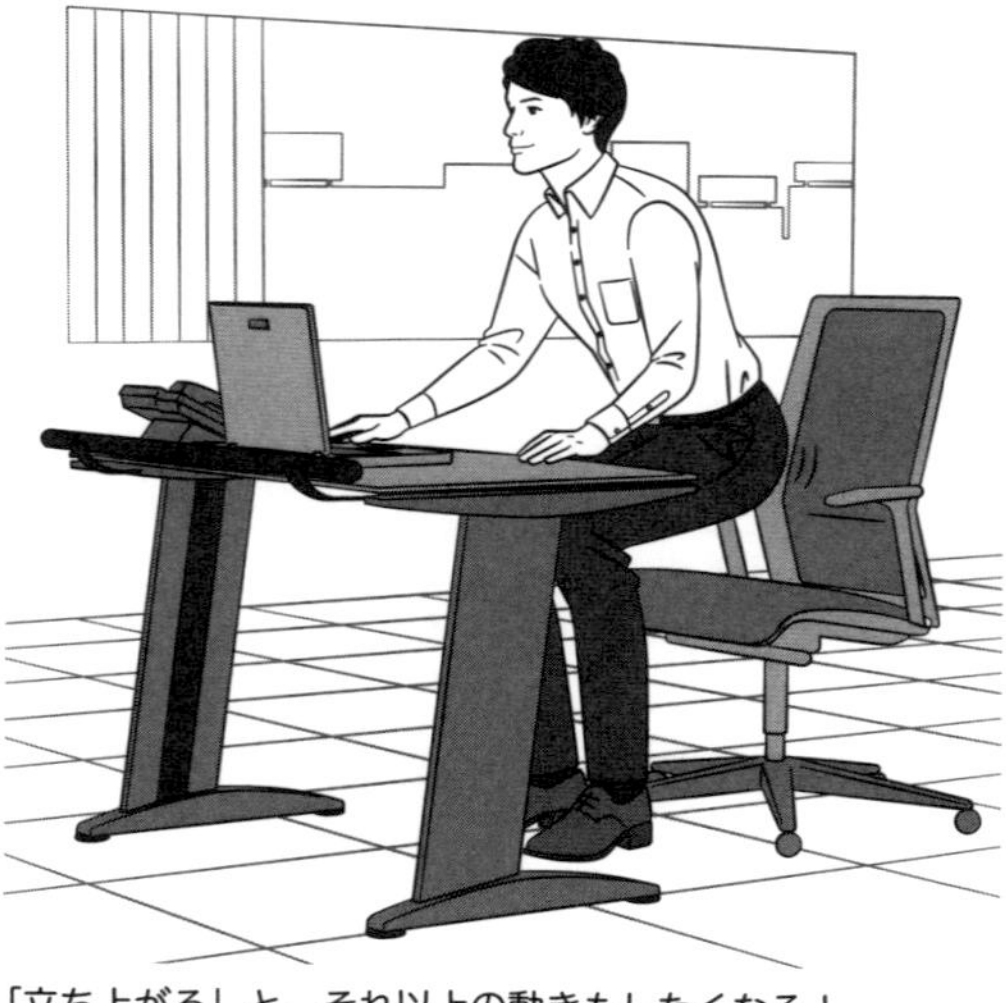

「立ち上がる」と、それ以上の動きもしたくなる！

●職場のムードまでよくなる

社員のフットワークが軽くなると、社内にも活気が出てきます。

立ち仕事が日常になると、社員同士が立ち話をしたり、立ったついでに一緒にお茶を飲んだりと、コミュニケーションしやすくなり、ほどよく場の空気がゆるんで「社内の風通しがよくなった」という事例もあります。じっと座ったまま黙々と作業を続けるより、適度に動いて、しゃべって、ガス抜きをすることで、作業の効率化が図れるのでしょう。

座ってデスクワークをする場合も、できるだけひんぱんに立ち上がって動くことで職場に活気をもたらすことができます。

●働けば働くほど健康になる職場を目指せ!

作業姿勢を改め、働き方を変えることで、人も企業も健康になります。

これまでは「働くこと」と「健康」があまり結びつかず、「長時間の労働＝疲れること」「働くこと＝体力を消耗すること」と考えがちだった方も、「立ち上がる」習慣が身につけば、常識ががらっと変わるかもしれません。

これまでは「デスクワークはずっと座ってするもの」と誰もが考えていましたが、今は、まさに思考の切り替えどき、チャレンジの時期です。すすんで働き方を変えてみることで、従来型の「働けば働くほど不健康になりがちなオフィス」を「働けば働くほど健康になれるオフィス」に一転させることも可能なのです。

いち早く気づいた経営トップは、オフィス環境の改善に意欲的ですし、社員に座りすぎのリスクを伝えるなどの指導も行い、成果を上げています。トップの意識が変われば社員も変わります。作業姿勢一つで寿命が左右され、会社の生産性にもかかわるのですから、環境の見直しは急務です。

健康レベルを確実に上げるには、今後、座る、立つ作業姿勢を半々くらいのバランスにすることが理想です。すると、病気になりづらい体になり、将来的には医療費の低減など、おまけの「いいこと」も期待できます。健康に投資するという考えが広まっていくことで、日本の職場の光景も少しずつ変わっていくでしょう。

ここに挙げたのは職場での事例ですが、家庭でももちろん同様の変化を起こすことができます。

テレビやパソコンの前からひんぱんに立ち上がることで、用を足しながら動くことが増えます。その運動効果が体調をよくする他、家事のスピード化、外出が増える、家族同士のコミュニケーションが増えるなど、いいことの連鎖が起こります。

ここがポイント

学力もアップする！

「座りすぎ」は、今、未来を担う子供たちにも蔓延しています。

実は、座りすぎの研究は、子供の肥満が大問題になったことに端を発しています。子供たちの体力は１９８５年をピークに低下し始め、今も大きくピーク水準を下回っています。

理由は、そう、座りすぎ。

いちばん元気に駆けまわっているはずの子供が動かなくなったのです。学校では、体育の授業以外はほとんど座っていますし、その他の時間も、塾で座り、テレビを見たりゲームをしながらまた座る、という具合で、外で遊んだりスポーツをする時間はめっきり減っています。

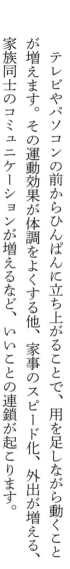

子供時代のライフスタイルは大人になっても影響しますから、本当は子供の頃から「立ち上がって動く」クセをつけたほうがいいのです。

●動いて脳を刺激すると、子供の学力も上がった!

近年の研究で、子供たちも座りすぎを見直すことで健康面が改善され、脳の発達や学力の向上にも効果があることがわかってきました。

8〜9歳の子供を3年にわたって追跡調査をした報告があります。

この実験は、教室内で1回10分程度の中高強度の運動を週に90分程度行うプログラムを実施し、学力の変化を調べるというもの。結果、**プログラムに参加した子供は参加しない子供と比べて3年後の学力向上が著しいことが明らかになりました。**

子供の脳をすくすく育てるには、教室の中でも座りすぎにならないように気をつけ、活発に動くこと、そして、「立って動く」習慣づけが大切だということがわかります。

実際、海外では学校に立ち机を導入する動きが広まっています。

ここがポイント

人生が充実してくる！

これまでの座り方を見直し、ひんぱんに立ち上っていると、行動力が増し、何事にも意欲的になり、職場でも働き甲斐を感じられるようになるなど、その人の生き方そのものが活気づいてきます。

こうした変化は、座り方を正すことができたすべての方に起こります。

●心が満たされ、人生の流れも変わった！

9478名のカナダ人高齢者を対象にした、興味深い研究があります。

人生の充実度についてたずねたところ、「サクセスフル・エイジング（良好な老い）」と回答する割合が、座っている時間が1日4時間以上の高齢者に比べ、2～4時間未満では38％、2時間未満では43％も高いことが示されました。つまり、**座る時間が少ない高齢者ほど「良好な老い」を感じやすいという結果が出たわけです。**

アクティブに生きることと、人生の充実度、満足度は確かにリンクしています。動くことで人体の各器官の働きはよくなり、健康レベルが上がれば、それが心の豊かさや、生活の満足度へとつながっていきます。

逆に、テレビの前で座ってばかりいると、体は活性化せず、早い時期に老いが進みます。動かないと認知機能の低下やうつ病のリスクも高まりますから、先行きはまったく正反対の流れになるでしょう。これはもう自然のメカニズムですから、**座り続けている人とそうでない人との健康格差は、高齢になるほど広がる一方です。**

でも、これまで座り続けてきた人も、がっかりしないでください。

気づけば、すぐに変われます。

たとえ40年、50年と座りすぎ生活を続けてきたとしても、「立ち上がって動く」というとてもカンタンな方法で、いつからでも人生の流れは変えられます。

第5章

体力不要！ちょっとの工夫で座りすぎ生活はカンタンに直せる！

「たったこれだけで座り方に革命！」

●こまめに動く人は、どんどん元気になる

座る時間を一定のペースで中断し、立って動くことは、体はもちろん生き方そのものにまで画期的な変化をもたらします。

ところが、「立つ→動く」という行動はあまりに普通のことすぎて、これまで多くの方が見過ごし、負荷の高いハードな運動や、話題の健康法に目を向けがちでした。

今、ようやく世界が「座りすぎ」に警鐘を鳴らし、そのリスクにはっと気づいた私たちは、動かない生活を改めざるを得ない状況に立たされています。

立って動くことは、本来、歯磨きや三度の食事のように必要不可欠な体のメンテナンスですから、気づいた以上、また見過ごすわけにはいかないでしょう。

しかも、続けていれば確実に成果を上げられるのです。

本書でご紹介している「立ち上がって動く」というメソッドは、短期決戦では意味がありません。生活のなかでくり返し実践することで、体は健全なメカニズムを取り戻し、それを維持できるのです。

では、短期決戦で終わらせず、長期的に続けるには？

動かない生活ときっぱり手を切るには？

そのためには、座りすぎのリスクと座りすぎをやめることのメリットを、まずきちんと理解することは前提です。ただし、慣れないうちは、立ち上がるのをうっかり忘れてしまったり、多忙なときはパスしたくなったりすることもあるでしょう。

ですから、大事なのは環境づくりです。

従来型のデスクやテレビの前から立ち上がるには、続ける気持ちを切らさないための創意工夫も必要になってきます。動かなかった自分を動かすのだから、使える方法は何でも使うくらいの気持ちで、どんどんチャレンジしましょう。

ここがポイント

一定のペースで「立つ→動く」ワザがある

一定のペースで立ち上がるためのヒントとして、
・立ち上がるきっかけをつくること
・立つことが楽しみになる環境を整えること
・「立ち上がって動こう」というモチベーションを高めること
・変化を楽しむこと
などが挙げられます。
一つずつ具体的に見ていきましょう。

こうすれば立ち上がれる①

●「立つ合図」でペースをつかむ

「30分に1回立ち上がろう」と固く決意しても、ずっと時計とにらめっこしているわけにもいきませんよね。そこでおすすめは、お知らせツールを使う方法。何かしらの

合図があればピタッと座位を中断し、一定のペースで立ち上がりやすくなります。例えば、

- **キッチンタイマーなど30分ごとにセットする**
- **スマートフォンや携帯のアラームをセットする**
- **腕時計などの「時報」をセットする**

などは、今すぐどなたでも実行可能な方法です。

他にも先進的な試みとしては、テレビにタイマー機能をつけて、自動的に立つことを促すしくみもあります。この機能の実験では、この機能を導入したグループはテレビ視聴時間が61％も減りました。やはり、何かしらの合図があれば、だらだら座って視聴を続ける悪習を断ち切れることを示唆しています。

こうすれば立ち上がれる②

●文字に書いて、見て、意識を高める

標語（スローガン）を見ること、聞くことでも、「立とう」というモチベーションは高まります。また、「座りすぎた……」という意識も生まれます。

「できるだけ立ち、座りすぎないようにして、少しでも多く、ひんぱんに動こう（Stand Up, Sit Less, Move More , More Often）」

これは、オーストラリアで座りすぎの啓蒙活動に使われた「標語」です。

この言葉を意識して生活したところ、仕事中の座位時間が減り、立ち上がる回数を増やせることが実験からわかったそうです。

言葉は力を持っていますし、見えることで意識して、実行しやすくなるわけです。

「30分に1回立ち上がろう！」

「座りすぎに注意！」

「Stand Up！」

など、目標を自分で文字に書いて見やすいところに貼っておくのも効果的です。独自のやり方を工夫し、どんどん試してみましょう。

こうすれば立ち上がれる③

●できるだけリモコンは使わない

テレビをよく見る人は、テレビのリモコンを使わないだけでも、「立つ→動く」回数を増やせます。リモコンを使わなければ、テレビのスイッチを入れたり切ったり、チャンネルを切り替えるたびに立ち上がってテレビの前まで歩いて行くことになります。ついでに、

・CMのたびに立ち上がって足の予防体操をする

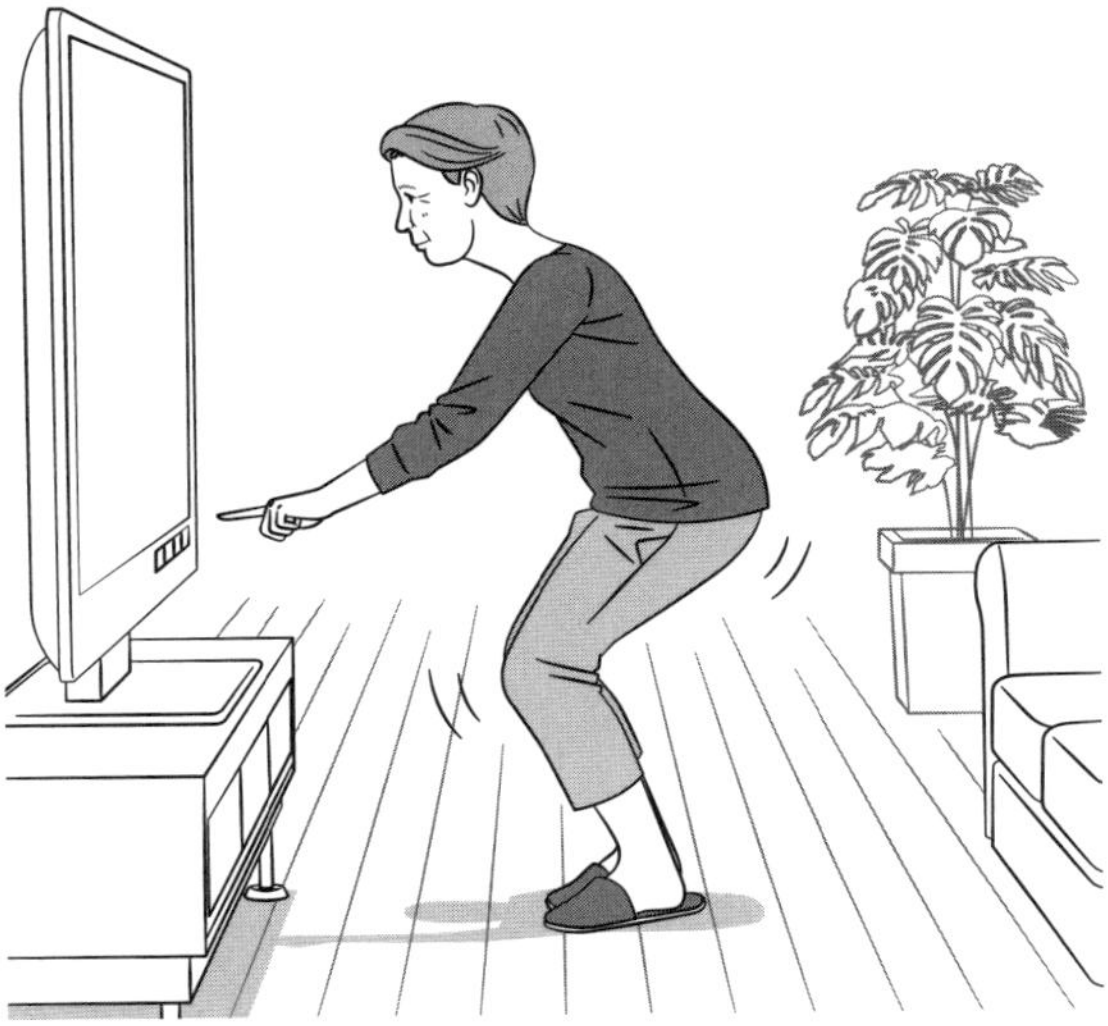

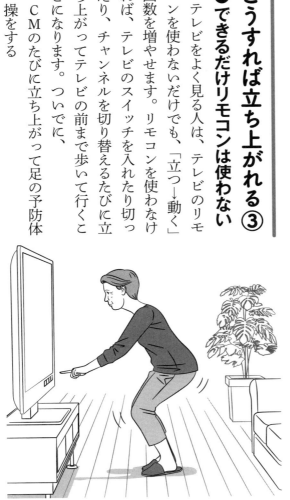

リモコンを使わないだけで立つ回数は増やせる

・立ったついでにお茶を入れたり、食器を洗うなど、ちょっと用事も足しに行くといった「動き」もプラスすれば、さらに活動量が増やせます。テレビやビデオを見るとき、あえて事前にお茶やお菓子はセットしないことも立ち上がる回数を増やすコツです。

照明や冷暖房機など、テレビ以外の機器に関しても、極力リモコンなしで使ってみてはいかがでしょうか。

こうすれば立ち上がれる④

●「立ったついで」の用事をリストアップする

立ち上がるための「用事」をリストアップすることも、継続の動機づけになります。

例えば、職場が8時間勤務の場合、30分に1回立ち上がれば計15回、1時間に1回立ち上がれば計7回は用事を足しに行く機会があります。

このブレークを有効活用するために、3～5分程度で簡単にできる用事をリストアップし、その時々にできることを実践するのです。トイレに行くことは立ち上がる

一つのきっかけになりますが、その他に、

- **立ったついでにコーヒーブレーク**
- **資料や文房具、コピーを取りに行く**
- **一定のペースでごみ捨てをする**
- **草花に水をやる**
- **伝言を伝えに行く**

などの用事は、ちょっと席を外してできることです。

コーヒーやお茶を飲みに行く、モノを取りに行く、モノを捨てに行く、伝言を伝えに行く……これらを立ったついでにやっていればそのたびに歩くことができます。

立ち上がって歩く回数を増やすポイントとして、ハサミやホチキスなど、よく使う文房具をあえて遠くのロッカーに収納したり、メールでできる伝言もできるだけ足を使って直接伝えに行くという手もあります。また、ごみ捨てもひんぱんにやっていれば、デスクまわりもすっきりして一石二鳥です。

他にも、立ち上がるきっかけになる用事を思いついたつど、メモしておき、自分から積極的に動いてみましょう。あるいはトイレに行くにしても、わざと違う階のトイレに、階段を使って行けば運動量は飛躍的に増えます。

コピーやお茶くみなど、これまで部下や家族にまかせていた用事も、あえて自分で動いてやってみると、健康預金が積み上がっていきます。なんといっても立ち上がって用を足すだけで健康になり、続けていれば寿命まで延びるのですから、やらなければ損です。

こうすれば立ち上がれる⑤

●変化に富んだ予定表をつくる

行動科学的に見ると、「この時間に○○をやる」「午前中に○○を、午後には○○をやる」のように、立ち上がったときにやる用事を具体的に決めておくと、それがトリガー（引き金）となって実行に移しやすくなります。

逆に言うと、目標を決めておかないと、人はなかなか行動を起こせず、立ち上がるチャンスも逃しやすいのです。

職場なら、立ったついでにできる用事をリストアップし、これをもとに1日のタイムスケジュールを作成して、見やすい所に貼っておくのも一案です。すると、休憩のたびに「用事を足しながら動く」楽しみも生まれ、メモを見ながら

「次の休憩で、コーヒーを飲もう」
「その次の休憩で、ロッカーから必要なファイルを取ってこよう」
「午前10時と午後3時に郵便物をチェックしよう」

……のように、前向きに動きやすくなります。

慣れてくれば、体がその感覚を覚えてタイムスケジュールがなくても自動的に動けるようになります。すると今度は、率先して「別室での会議や打ち合せ」を組み込むなど、マメに動くことにますます意欲的になれるでしょう。

職場の状況などから、立ち上がって動くことができない場面では、無理せず「そのときにできること」を行ってください。例えば、

- **立って動けるときは……リストアップした用事を足しに行く**
- **動く時間がないときは……立ち上がって足の体操だけする**
- **立ち上がるのも無理なときは……座ったままデスクの下で足を動かす（P148**

〜156参照）

のようにグレードを決めて実践してみるのはいかがでしょう。

自宅や個人のオフィスなど、マイペースで時間をコントロールできる場では、休憩のたびに効果的なリフレッシュ法を組み込むのもいいでしょう。お気に入りのストレッチでも、ヨガでも、呼吸法でも、目の体操でも、いろいろな動きをどんどん取り入れていきましょう。

「体のためにやらなければ」という義務感だけだと長続きしませんが、「立つ→動く」の切り替えを楽しんでいると、自分を立ち上がらせるアイデアもわいてきて、継続しやすくなります。

「立てないときは、この方法で健康になる！」

座りすぎの話題についてお話しすると、「職場の事情でどうしても立ち上がって動くのが難しい」という相談を受けることがあります。確かに、受付やカウンターでの業務の方などは、職務柄、自分のペースでは立ったり動いたりしづらいでしょう。長時間の会議など立てる雰囲気でもないこともあります。

その場合は、座ったまま足を動かし、姿勢を変える工夫をすれば大丈夫です。数分間ちょっと足を動かす程度なら、職場でも人目を気にせず難なくできるでしょう。実は「貧乏ゆすり」のような動作でも血流はよくなりますから、とにかく足を怠けさせないこと、可能なかぎり「動かすこと」を心がけましょう。

●世界一カンタンな健康法「こそトレ」

座ったままできるおすすめの足の体操があるので、さっそくご紹介しましょう。

次の2通りの方法を身につければ、どうしても立ち上がれないときも血流不足を予防できるので、安心です。

もちろん、立ち上がれないときにかぎらず、座っている時間を利用してこまめに実践すれば、そのぶん座りすぎの予防効果が高まります。

動作はとてもシンプルですが、ふくらはぎ、太ももの2つの要所が鍛えられ、直後から血流がアップします。立ってやる予防体操とともに覚えて、くり返し実践しましょう。これはもう、きちんとやった者勝ちです。

私が出演したテレビ番組でも、この運動を紹介してタレントの皆さんにもやっていただきました。

「たったこれだけでいいんですか？」

と皆さんに驚かれましたが、座りながら意識して足を動かすか、動かさずにじっとしているかで健康に与える影響は全然違ってきます。

座りながらできるこの体操のメリットは、周囲に気づかれずこっそり血流改善トレーニングができること。

そこで略して「こそトレ」。

パソコンで作業しているときも、車や飛行機での長時間の移動中も、だらだら会議の合間にも、映画を見ているときも、こっそりトレーニングしながら血流を改善できます。

最小限の動きですが、効果はバツグンです。


「こそっとできる割に、すごく効く」

「ふくらはぎや太ももに力が入るのがわかります」

と、試してくださったタレントの皆さんも、顔を紅潮させながら感想を話してくださいました。

次ページから詳しいやり方を紹介していますので、あなたも、さっそくその場で「こそトレ」の効果をお試しください。

これだけで健康・長生きに!

「座りすぎで病気」の予防体操❸

ごそトレ

ふくらはぎに効く! 座ったままやる「かかと上げ運動」

第3章でご紹介したかかと上げ運動を、座った姿勢で行います。立ってやれば全体重がかかって負荷も大きくなりますが、座ったままでも十分な効き目があります。立てないときも、この方法でふくらはぎの筋肉ポンプをどんどん動かし、血のめぐりをよくしましょう。ゆっくり動かすことで深層部のインナーマッスル「ヒラメ筋」が動き、歩行の安定や姿勢の維持にも役立ちます。

テレビ番組内の実験では、この足の体操で血流の速度が安静時の4倍にも改善されるという結果が出ています。車イスの方の体調管理にもおすすめです。

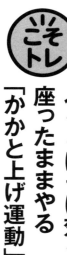

体操の手順

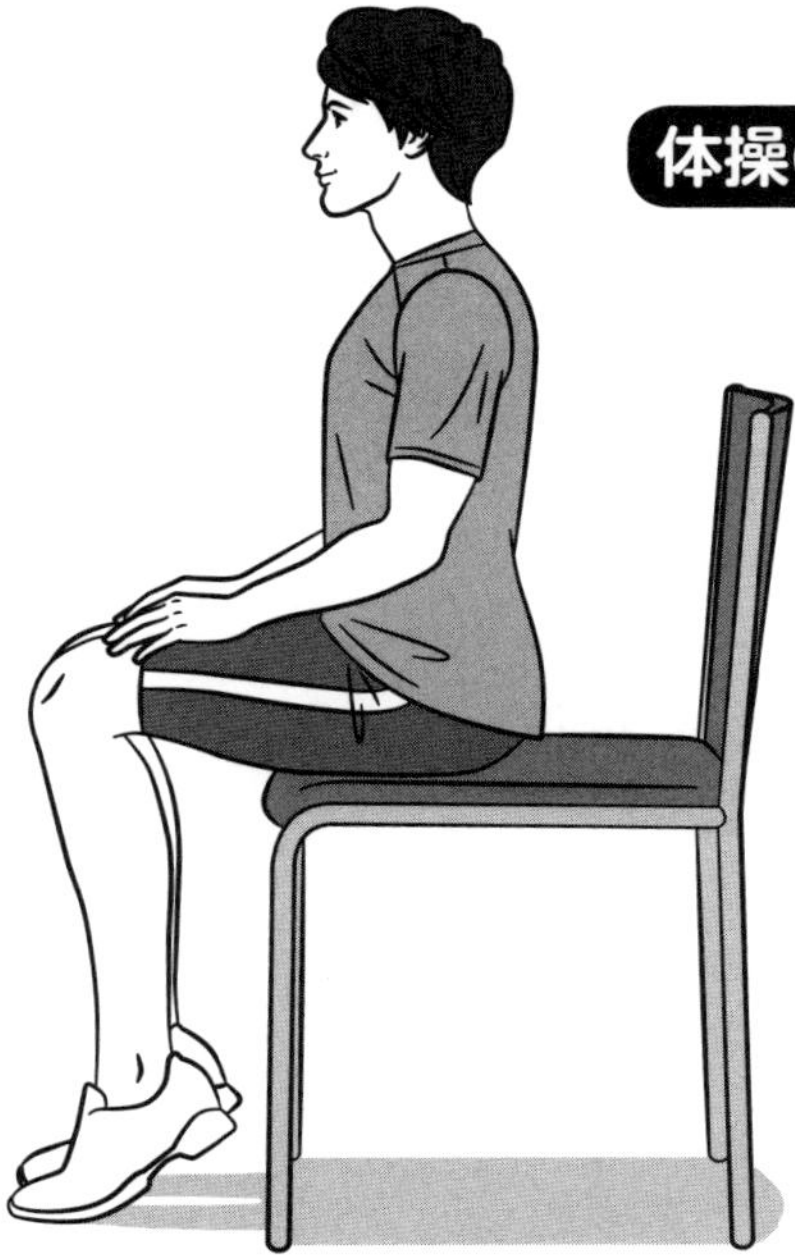

❶座ったまま足を揃え、手は太ももの上に。そのままつま先に体重をかけながら、かかとをゆっくり上げていきます。「1、2、3、4（「いちに」で1秒、「さんし」で1秒、以下同）」と数えると丁度いいスピードになります。

❷今度は「1、2、3、4」でかかとをゆっくり床に下ろします。5回以上くり返すと効果があらわれやすくなります。

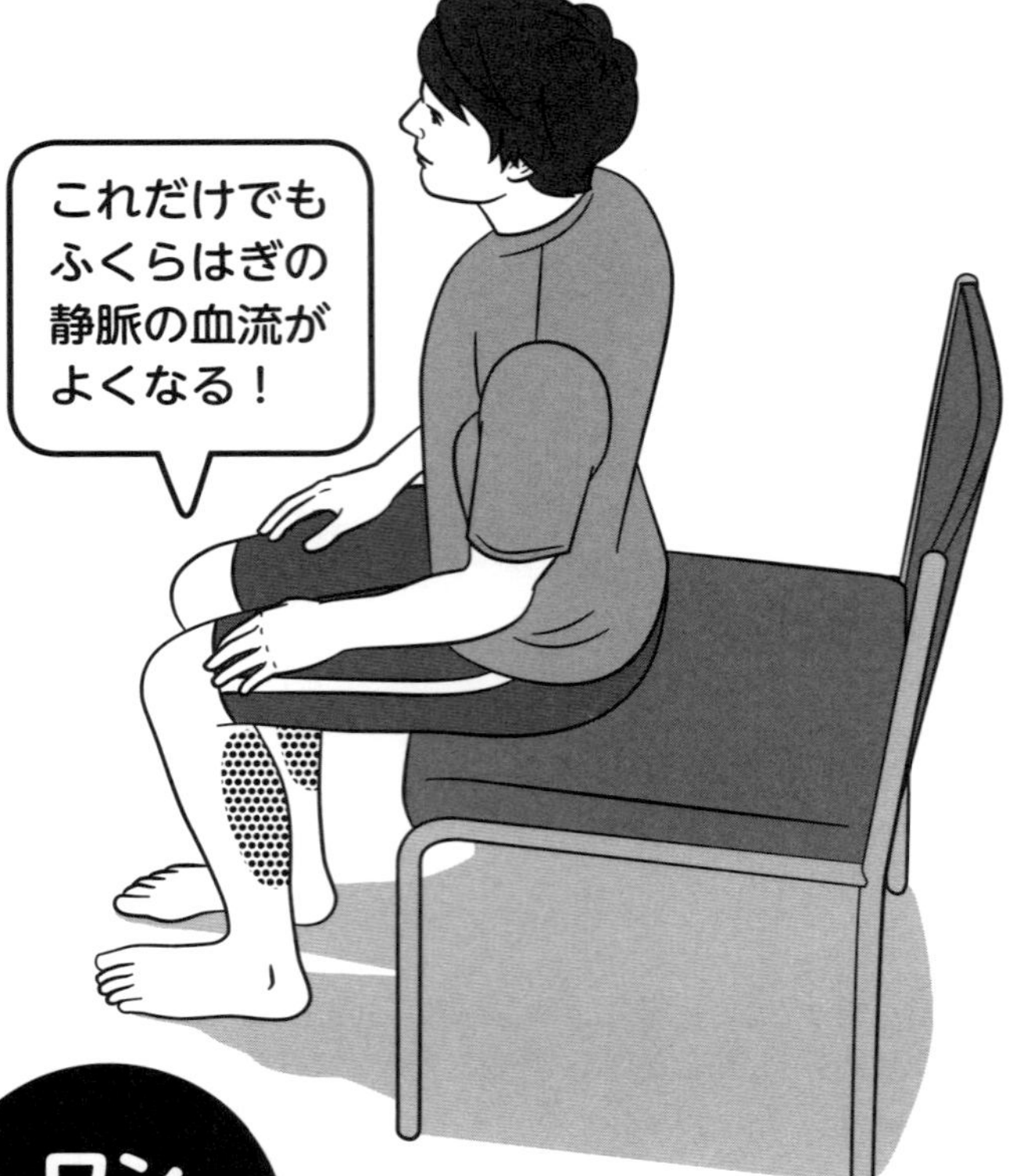

ワンポイント

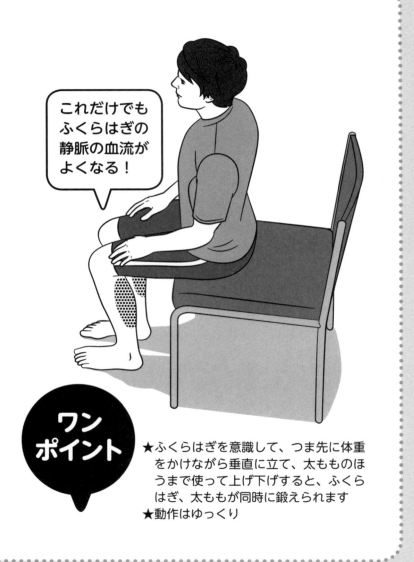

★ふくらはぎを意識して、つま先に体重をかけながら垂直に立て、太もものほうまで使って上げ下げすると、ふくらはぎ、太ももが同時に鍛えられます
★動作はゆっくり

これでもOK!

バスや飛行機、映画館や劇場などの狭い座席に座ったときにもおすすめ。

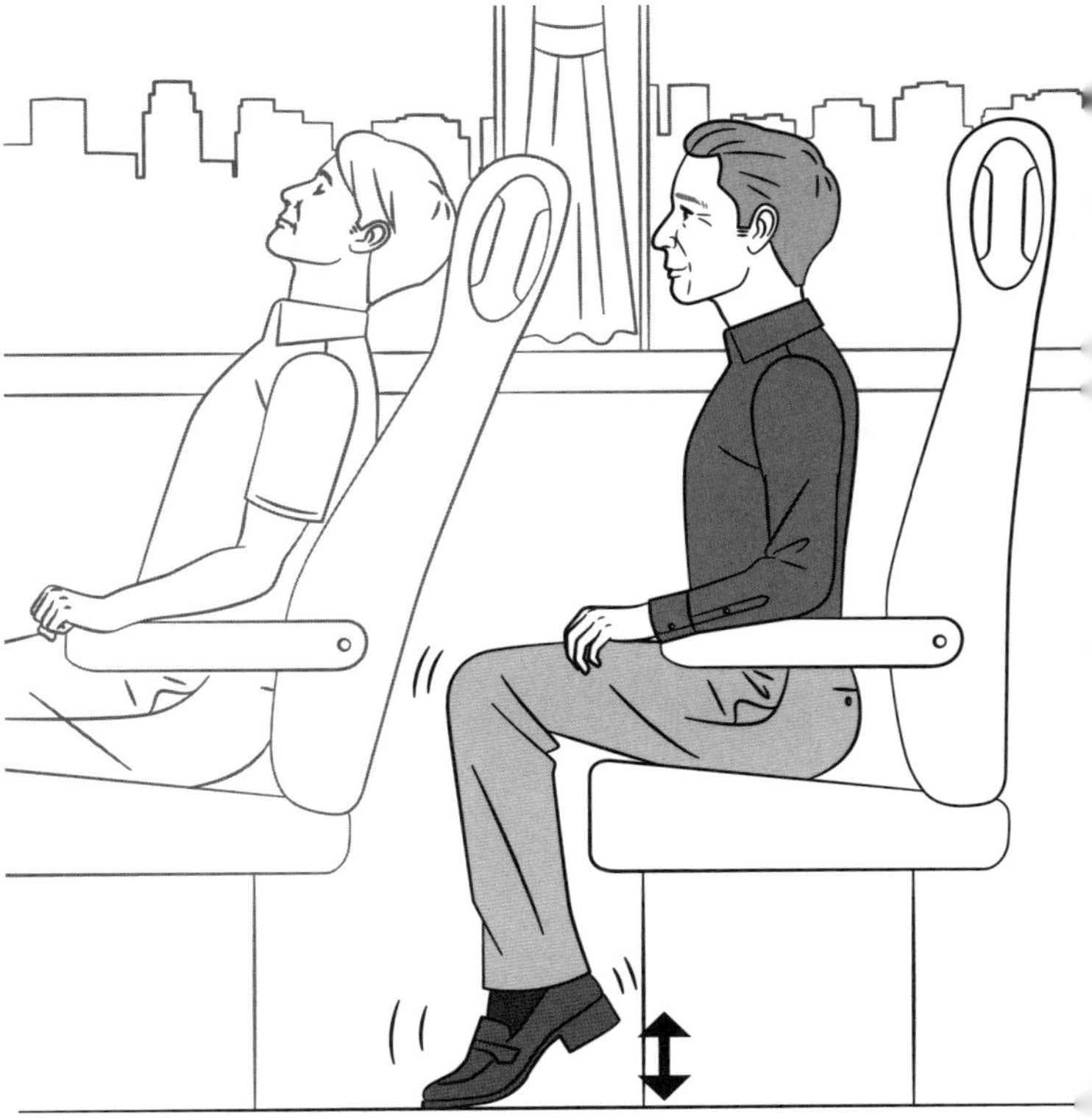

これだけで健康・長生きに!

「座りすぎで病気」の予防体操❹

そこトレ

太ももに効く! 座ったままやる「片足上げ運動」

次は、太ももの前側（大腿四頭筋）を鍛える体操です。専門的には「レッグエクステンション」と呼ばれる運動で、座ったままできる運動なので負担も少なく、しかも机やテーブルの下でも無理なく行えます。動きはとても簡単で、ひざを伸ばして片方ずつ足を持ち上げて下ろすだけ。その際、つま先を上に向けるのが効かせるコツです。本格トレーニングではないので、無理をする必要はありません。ひざを曲げてやってもいいです。会議中でも、この運動なら無理なくできるでしょう。

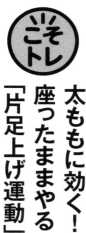

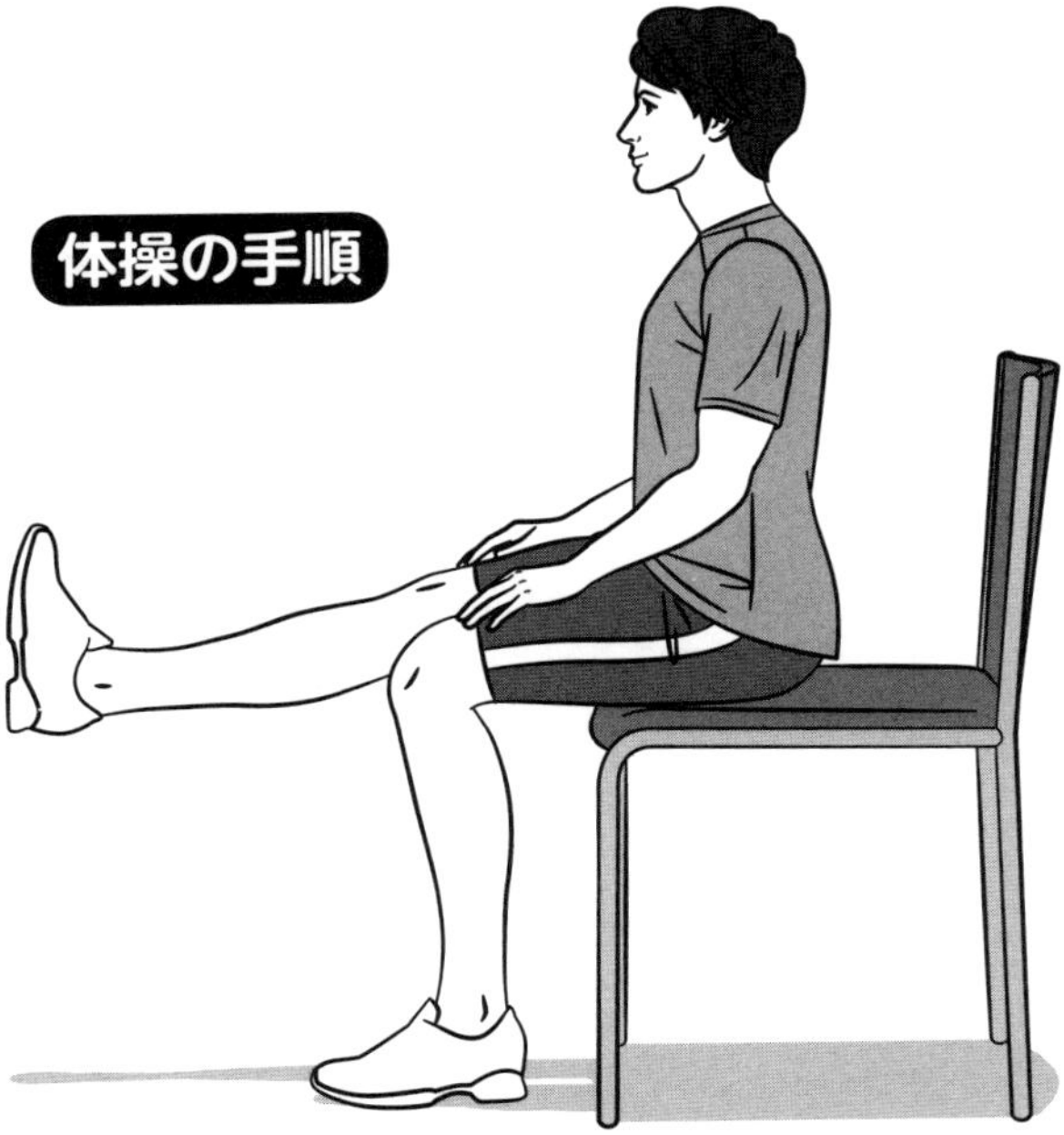

体操の手順

❶ 片方の足をひざを伸ばした状態でゆっくり持ち上げます。つま先は天に向けてピンと伸ばすと太ももが鍛えられます。ここ、大事です！「1、2、3、4（いちにさんし）」と数えると、丁度いいスピードになります。

❷ 今度は「1、2、3、4」でゆっくり下ろします。左右交互に5回以上くり返しましょう。

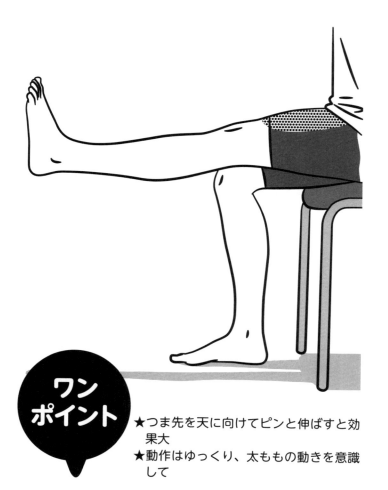

ワンポイント

★つま先を天に向けてピンと伸ばすと効果大
★動作はゆっくり、太ももの動きを意識して

これでもOK!

ひざが痛い人は軽く曲げて行ってOKです。
決して無理はしないこと。

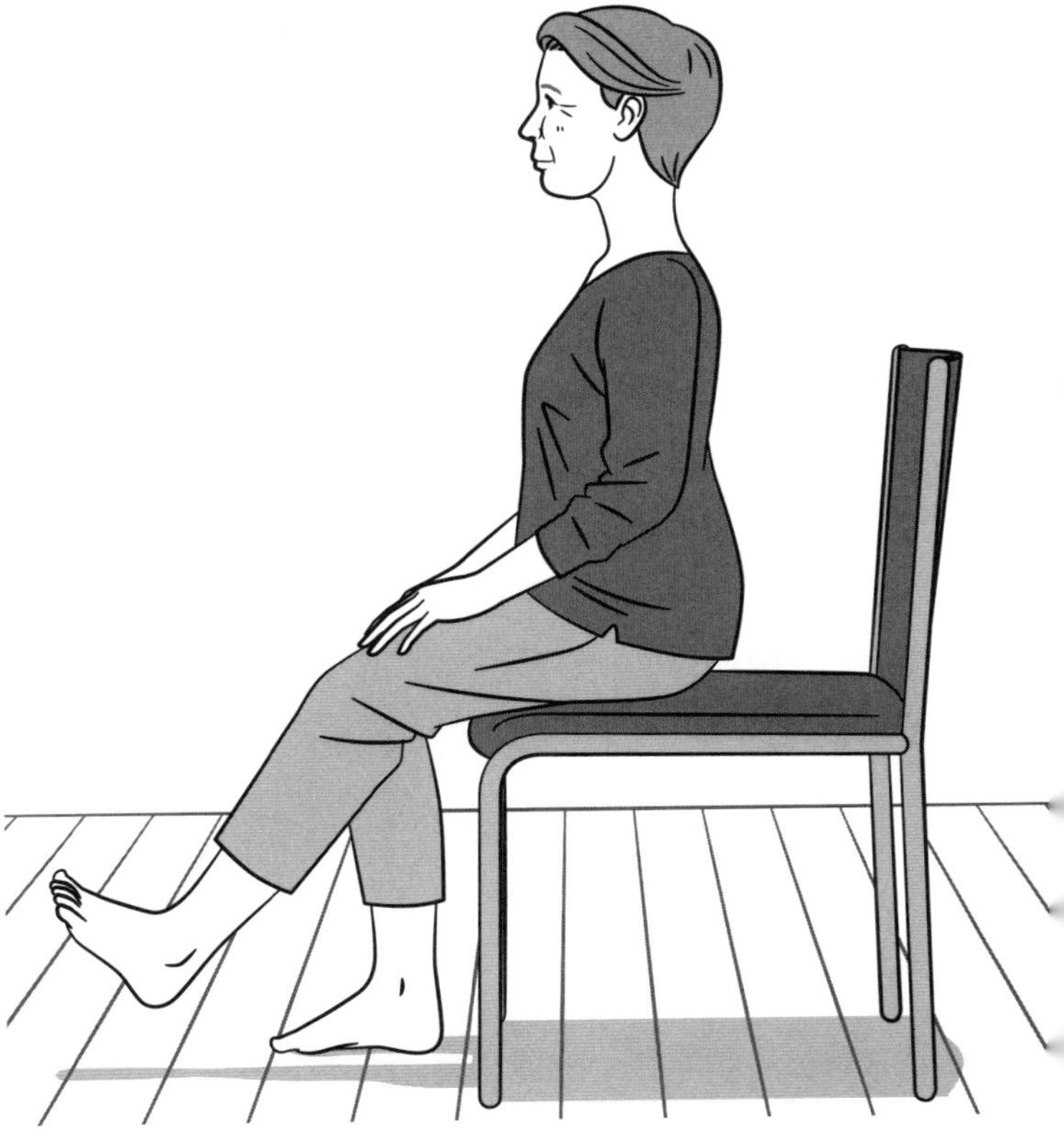

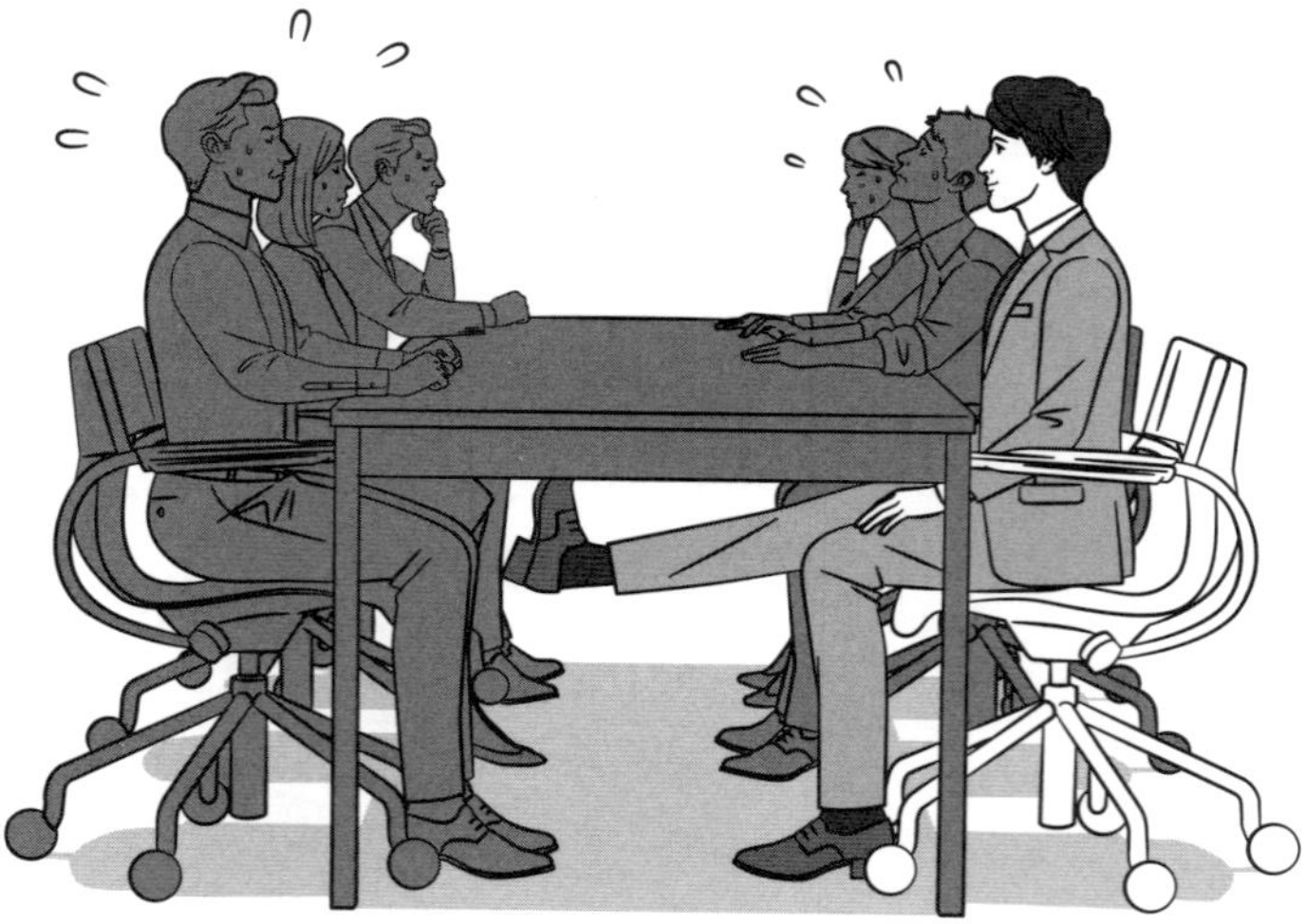

だらだら長い会議も、「こそトレ」で気分もリフレッシュ！

ここで紹介した2つの体操の動きは、エコノミークラス症候群の予防体操として奨励されています。回数はできる範囲でかまいませんが、1セット10回を目標に行うと、効果があらわれやすくなります。他に、

・足の指で「グーパー」をする
・ふくらはぎを軽くもんで血流をよくする

なども、座ったままできる予防策としておすすめです。

●「足を動かす＋α」の工夫で、座りながら寿命を延ばす

同じ姿勢で座り続ければ、足からの血

流が悪化する一方、体の一部に負担がかかりすぎて、骨、関節、筋肉など運動器の故障も起こりやすくなります。

そこで、どうしても長時間座り続けなければならないときは、座ったまま足の運動をすることに加え、

・いい姿勢を心がけること
・座ったまま姿勢をひんぱんに変えること
・上半身もカンタンなストレッチで動かすこと

などの、ひと工夫も加えると効果的です。

長時間座っていると、姿勢がくずれやすくなりますが、前かがみになると椎間板への負担が大きくなり、後ろにそらせば上下の椎骨をつなぐ椎間関節への負担が増して、腰痛なども起こりやすくなります。そこで、いい姿勢を維持するために「意識して背中を伸ばすこと、あごを引くこと、おなかを引っ込めること」などのポイントをおさえておきましょう。前傾も後傾もしすぎない姿勢を維持できると、肩や胸の位置も安定し、肩まわりの筋肉へのストレスが減って肩コリ予防にもなります。

足を組んで座るのもタブーです。

骨盤にある仙腸関節のゆがみが生じやすくなるため、足は組まないことが鉄則。組んでいることに気づいたらただちに元に戻しましょう。

これらの問題は、ひんぱんに姿勢を変えるだけでも、予防できます。

「椅子からちょっと腰を浮かせる」程度でも姿勢が変わり、軽くスクワットしたことにもなるので、立ち上がるチャンスがないときは、ぜひお試しください。動くことで股関節まわりがリラックスし、おしりの筋肉もほぐれます。

上半身のストレッチも、やったほうがいいことは言うまでもありません。

ただ、仕事中は大きな動作はしづらいので、肩甲骨まわりを動かしたり、肩の上げ下げをする程度の軽いストレッチがおすすめです。

肩を上げてパッと落とすだけでも、体の緊張がほぐれます。スーッと体がラクになりますよ。

「立ち上がる」意識を高めるため、環境面からのアプローチも有効です。

●お気に入りのデスクを使う

例えば、仕事場で立ち机などのオフィス家具を導入する場合、それが気に入ったものであるほど「立って働く」意欲が高まります。使いやすさに加え、デザイン性や色も重視して選びましょう。

★「座る↓立つ」が楽しくなる環境づくりのコツとは？

●立ち上がりやすいチェアを置く

今、「立ってデスクワーク」に対応できる〝タチイス（立ち椅子）〟なども登場していますが、「立ち上がりやすさ」という点では「バランスボールチェア」がおすすめです。私の研究室でも使っていますが、この椅子は、座り心地はいいのですが、通常の椅子より不安定感があるため、ある程度の時間が経つと立ち上がりたくなります。しかも、座るときは体のバランスをとるために自然と姿勢がよくなり、腹筋や背筋も鍛えられます。

最近は、健康志向の高い方がバランスボールをそのまま椅子にして作業するケースも増えているようです。その結果、姿勢がよくなったり、腰痛が改善されるなどの事例が報告されています。トレーニング用のバランスボールを持っている方は、テレビを見るときやパソコン作業のときなど、立ち上がりのトレーニングとして試してみてはみてはいかがでしょう。

●足裏に心地いいマットを敷く

「足マット」も研究室で実験中です。ラボの中では靴を脱ぐので、足裏に触れたときふわふわで心地いい感触のマットを使っているのです。立って作業するにしても、座位を中断して立ち上がるにしても、腰痛予防にもなりますし、お気に入りのマットを敷いていれば立つのが楽しみになり、足の予防体操もやりやすくなるでしょう。

●足元のおしゃれで、立ち上がる意欲をそそる

職場で靴を履いて作業をする場合、気に入った靴を選ぶことも、自分を立ち上がらせる動機づけになります。米シリコンバレーなどでは、女性たちもスーツの下にスニーカーを合わせるなど、ワークファッションも変化しているようです。

●デスクの高さを上手に切り替えて体を整える

立ち机（スタンディングデスクやワークステーションなど）の使い方に関して、「立って作業するのに適した時間帯は？」「立ち仕事に向いている作業は？」などの質問を受けることがありますが、これは実際に試してみて、個々にやりやすい方法を選ぶのがいいでしょう。

例えば、体にパワーがある午前中を立ち仕事にあてるとはかどる人、逆に、眠気が襲ってくる昼過ぎの時間帯を立ち仕事にあてると頭が冴える人もいるでしょう。作業の内容に関しても、「立ち仕事

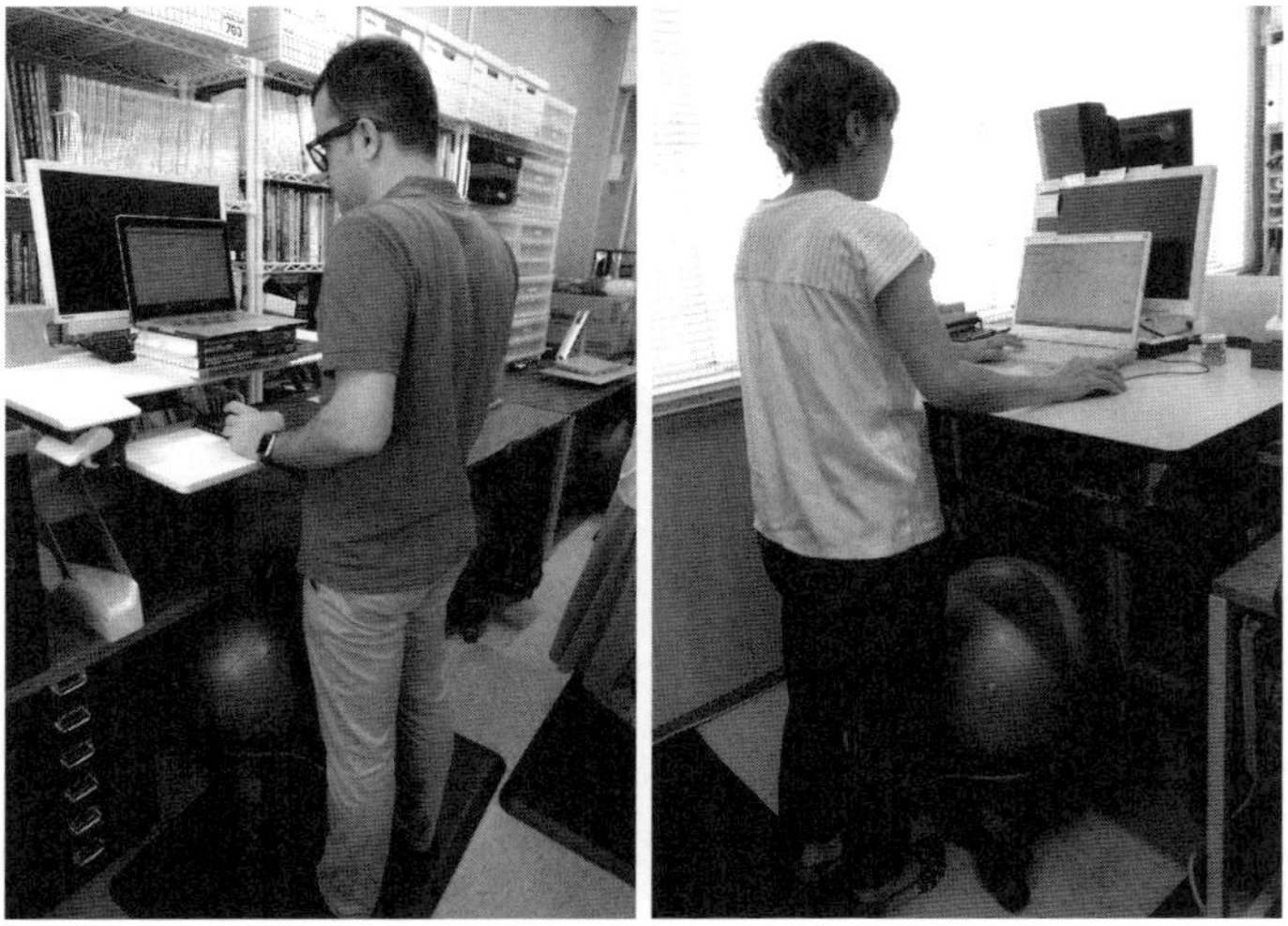

立ち机での仕事はあっという間に慣れ、逆に疲れにくくなります

に適しているのはコレ」とはいえませんが、メールのやりとりや資料を読む作業などは、立ち仕事を始めたばかりの人でも、やりやすいかもしれません。試行錯誤しながら、用途に応じた使い分けをするのが一ばんです。

この通り、さまざまな角度から、立ち上がること、動くことを習慣化できれば、体に悪い座り方が改善され、体も心も健康になり、もっと動ける行動力が備わっていきます。継続は力なりで、コツコツ続けてさえいれば、どんな薬やサプリメントをも凌ぐ効果を発揮できるでしょう。

気がついたら「1年前、あんなに座っていたのがウソのよう」ということになるかもしれません。そこを目指していきましょう。

第6章

無意識なのに
立つ↓動く↓もっと動く
になる魔法がある！

「無意識に立つ」ようになる

●気づいたら、「すぐ立ち上がる」クセがついていた！

この最終章では、「立つ→動く」の先にある「もっと動く」までの行動連鎖について考えてみましょう。

まず、ここまでのおさらいですが、座りすぎのリスクを減らす基本ルールは、

ルール1★長時間座るときは……30分に1回、それが無理でも1時間に1回は「立ち上がって、3分でもいいからちょっと動く」。

ルール2★どうしても立ち上がれないときは……デスク下でかかとの上げ下げなど「足をできるだけ動かす」。

でしたね。これは、本書でお伝えしたい最も大切なところなので、いつも頭にとめて実践していただきたいと思います。

できるだけたくさん立って、動いて、足を動かすこと。

座っているときも、足だけは動かすこと。

このたった2つの行動パターンが身につくと、立ち上がることを体が覚え、立っている時間が自然と増えていきます。

先日も、座りすぎ生活の見直しを始めたある方から、

「妻が、ついに立ち食いを始めましてね〜」

と報告をいただきました。聞けば、40代の奥さまが一念発起して「立ってできることは極力立ってやる」ようになり、ついにキッチンのカウンターテーブルで「立ち食い」を始めたそうなのです。知人はちょっと戸惑った様子でしたが、本当はとても喜ばしいことです。

立ち食いをすすめるわけではありませんが、「立つこと」を意識することが素晴らしいのです。**「立つこと」を意識して生活していると、次第に無意識のうちに立てるようになり、座りすぎリスクを早々に手放せるのです。**

もう一人、テレビを見るとき「CMを合図に立ち上がる」実験をしている方がいますが、やはり、かなり成果は上がっているようです。

「先生、やってみたらスゴイんです！　CMのたびに、水を飲みに行ったり、足の体操をしたり、軽く掃除をしたり、室内を軽く走ったり、前よりずっと行動的になった自分がわかるんです。立てばちょこちょこ動けるって、本当ですね」

と、うれしそうに話してくださいました。CMのたびに動いていれば健康効果が高まることはもちろん、マメに掃除をすれば部屋が片づいたり、家族の会話が増えるなど、思わぬ波及効果も期待できます。

この方は40代のビジネスマン、デスクワーカーですが、職場では、腕時計の時報を合図に1時間に1回は立ち上がって「ちょっと動く」ことに加え、作業の合間に「椅子から腰を浮かせる」だけの簡単なエクササイズも試しているそうです。結果、血圧やメタボぎみだったおなかによい変化があらわれ、体調も良好とのこと。これはもう、拍手を送りたいほどよい流れです。

●ヒトは立って動けば歩きたくなる、歩けば走りたくなる

「立つ↓動く↓もっと動く」。この行動連鎖が起こると、日常のちょっとしたシーンで、次のような変化があらわれます。

・エレベーターやエスカレーターより階段を使うようになる
・電車やバスで空席があっても、短時間なら座らない
・わざと遠まわりして、たくさん歩こうとする
・徒歩20～30分程度なら、「歩いて行こうか」と思う
・以前より、速足で歩くようになる
・立ってできることを自分から探す……など。

もちろん個人差はありますが、ひとことで言えば、アクティブになる。

具体的には、もっと動くためにあえて別の階のトイレを使ったり、皆がエレベーターを使う際に階段を昇って周囲を驚かせたり、そして動けるようになったことで外出も増えるし、山歩きやジョギングにもチャレンジしたり……ふと気づくと「あっ、前の

自分とは違う」と感じることが増えていくでしょう。

立てば歩きたくなり、歩けばもっと動きたくなり、やがて走り出したくなるようにヒトの行動は連鎖し、動くことで次から次へと新しい「行動変容」が起こります。その流れをつくるうえで「気分」も深くかかわっています。

仕事でも、勉強でも、趣味の世界でも、何か一つのことをクリアすると、「いい気分」になり、モチベーションが上がって、もう一段階上の挑戦をしたくなりますよね。

「立つ→動く」という行動もしかりで、生活のなかで立つ時間が増えると「自分も変われた」という達成感からいい気分になります。動けば筋力、体力も上がって、中高年の方は「体が若々しくなる感じ」も味わえるでしょう。前はきつく感じられた速足歩行も難なくできれば、それが自信につながり、自分を好きになり、ごく自然に次のステップ「もっと動く」へと進めるのです。

やがて、負荷の高い激しい運動にも挑戦したくなったり、食事や睡眠にも気を配るようになるなど、興味は多方面に拡大し、相乗効果が高まってきます。

そして、体も心も、ますます若々しく健康になります。

この変化の過程は、自分の体で試していただくのがいちばんです。

●ウォーキング会議で、体も頭も活性化する

私自身の「行動変容」について少しお話すると、最近になって新しく次の3つのことを始めました。

・帰宅時に一駅手前の駅で降り、速足で歩き始めたこと
・学生や研究員たちとウォーキングミーティングを始めたこと
・携帯用の魔法瓶にお茶を入れ、持参するようになったこと

仕事場で昇降式のデスクを使い始めてから、座る時間が減り、立っている時間が圧倒的に増えましたが、その結果、行動力は確かに上がり、ぐいぐいスピードを出して歩きたくなったのです。1日の歩数は、たいてい1万歩を超えます。

早稲田大学の早稲田キャンパスは山手線の高田馬場駅からバスで10分くらいですが、バスに乗らずに歩きます。バス代を節約せざるを得ない学生のあいだでは「馬場歩き」と呼ばれる〝苦行〟のようですが、私には楽しい時間に感じられます。早稲田キャンパスに用事がある日の歩数は2万歩を超えます。

速足での歩行は中高強度の運動に分類されるので、けっこうな運動量です。もちろん歩数を増やすことが目的ではありませんが、たくさん歩いた日はやはり体調もよく、

その爽快感を味わいたくてまた歩くというくり返しです。

ウォーキングミーティングは夏には行いませんが、寒い時期にやると、体が暖まり、歩けば頭もよくまわって、活発に意見交換ができます。動くことで緊張がとれ、適度にリラックスできるのもいいのでしょう。

海外のＩＴ企業のなかには、ルームランナーで運動しながら会議をするケースもあるといいます。運動と脳の働きはリンクしていますから、動きながら思考することは、生理学的な観点からも効果的なのです。

もう一つの変化、携帯用の魔法瓶を持参するようになったのは、やはりどこにいても水分補給を怠らないためです。よく動く一方、血流をよくするうえで欠かせないのが水分です。終日、座って会議という日もありますが、そんなときこそまめに水分を補う一方、前章でご紹介した足の運動をしながら座りすぎを予防します。

座りすぎリスクを減らすには、小さな習慣の積み重ねがとにかく大事です。

●健康寿命がみるみる延びる「1日1時間」の早歩き程度の運動

「座りすぎを意識する」から始まり、「立つ→動く」から勢いがついて、片道30分の徒歩通勤を始めたり、歩くだけでは物足りず、帰宅後にランニングを始めるなど、「もっと動く」快適さを知った方は、皆さん目に見えて行動的になっていかれます。

そして、運動の大切さが身に染みてわかると、1日にいったいどれくらい歩いたり走ったりすればいいか、より具体的に考えるようになります。

理想の運動量については諸説ありますが、目安として**「早歩き程度の中高強度の運動を、1日60分ほどできれば理想的です」**とお答えしています。ポイントは、背中をすっと伸ばして颯爽と歩くこと。もちろん体力や体調と相談しながらですが、とぼとぼ歩くのは効果が低いです。

運動の量に関して、ここに、最新の興味深いデータがあります。

英医学誌『ランセット』電子版が、**「1日60〜75分程度運動すれば、座りすぎリスクを帳消しにできる」**ことを伝えたのです。

これは、ノルウェーのスポーツ科学大学のオルフ・エーケルンド教授らが「運動と座りすぎによる死亡リスク」について100万人規模の統合データを解析し、明らかにしたことです。

具体的には、北米、欧州、オーストラリア、日本などで実施された複数の調査をもとに、1日の運動量を「最低（1日5分以下）」、「低い（25〜35分）」、「高い（50〜65分）」、「最高（60〜75分）」の4グループに分けて分析。その結果、運動量が「最高」のグループだけは、座りすぎによる死亡リスクの上昇が見られなかったそうです。つまり、**1日あたり60〜75分ほど運動すれば、座りすぎ問題はほとんどリセットできることが示されたのです。**

ここでいう運動とは、やはり早歩きやサイクリングなど、やや負荷の高いものを指しますが、続けて1時間でなくても、「10分×6回」のように小分けにし、トータル1時間でもよいとされています。つまり、**通勤時にちょっと速足で歩く、昼休みのランチタイムにウォーキングする、階段を昇り降りするなど、短時間の運動をコツコツ積み上げていけばいいのです。**

中強度の運動（3・0メッツ以上。メッツについては95ページ参照）をトータルで1時間ほど行うことは、病のリスクを大幅に減らす素晴らしい方法です。ただし、1時間はあくまで目安にすぎないということです。

「立つ↓動く」から行動連鎖が起これば、自然の流れでもっと動けるようなるので、初めからがんばって運動量を多くしなくても大丈夫です。

前述の研究では、座っている時間が長いほど死亡リスクが高くなること、とりわけ、心疾患や乳がん、大腸がんによる死亡リスクが高まることも明らかにしています。改めて、座りすぎで命を縮めないためには、運動がどうしても欠かせないことがわかります。

ここがポイント

犬を飼って健康寿命を延ばす

ところで、「1日1時間の中高強度の運動」を無理なく実践する、とっておきの方法があります。それが、「犬の散歩」です。

「はじめに」でも少し触れましたが、以前、高齢者の研究機関に勤めていた頃、犬を飼っている高齢者の身体活動量が圧倒的に多く、体も心も若々しいことに気づきました。このときは、活動量計を使って高齢者の運動量を計測しましたが、朝夕に毎日一定の活動パターンがあらわれる人を調べてみると、なんと、皆さん犬の散歩が日課だったのです。

「犬を飼うことが、これほど人の生活や体を左右するとは！」

衝撃を受け、すぐに研究を始めましたが、やはりそれは素晴らしい健康法であり、座りすぎ予防策としても理想的でした。

犬を飼えば日常の世話やふれあいで自然と活動量も増えるし、むこうから「散歩に行こう」と誘ってくれます。散歩に出れば、よく歩き、犬に引っ張られて速足になったり、走ったり、世話をしながらさまざまな姿勢をとります。あえてアップダウンの多い道を選ぶなど、ひと工夫で運動効果を上げることもできます。朝晩30分ずつやれば、軽く1時間を超えるでしょう。

もちろん、犬の散歩をしたからといって「運動は十分」と安心してはいけません。

帰宅後は椅子にデンと座りっぱなしでは、効果も半減してしまいます。散歩以外の時間もできるだけ体をこまめに動かすことが、座りすぎ予防の原則です。

●座ってばかりいると、本当に動けなくなる

アクティブに暮らせば体も心も元気になりますから、ペットを飼っていない方も日々の生活のなかでできるだけたくさん動くようにしましょう。

高齢者の場合、気をつけなければならないのは、退職後に生活が急に変わって動かなくなることです。

老化は一日たりとも待ってくれません。筋肉の衰えは、50代を過ぎた頃から加速度がつき、運動を怠ると、筋力、体力ともにガクンっと急降下します。足の筋肉が衰えれば、骨も弱って骨そしょう症のリスクも高まり、骨折から寝たきりになる可能性も高まります。要介護の状態になる高齢者の4分の1は転倒がきっかけなのです。

「老化は足から」といいますが、これは本当で、足腰を衰えさせれば動くのがおっくうになって出不精になり、心も老け込んで、ついには本当に動けなくなります。

・家の中でもつまずきやすくなる

・片足立ちで靴下がはけない
・15分以上続けて歩くとつらい
……などは「ロコモティブシンドローム（運動器症候群）」いわゆるロコモの典型的なサインで、すでに足腰の衰えが進んで、要介護になりやすい状態になっていると判断できます。

ロコモチェックの一つに下半身の筋力を調べる「立ち上がりテスト」があります。これは、高さの違う台を使って両足、または片足で立ち上がれるかどうかを調べる方法で、主に太もも前部の大腿四頭筋の筋力がわかります。低い台になるほど立ち上がるのが難しくなり、足の筋力低下が著しいと、ばたんと倒れてしまったりします。

座ってばかりいて運動しないと、太ももの筋力にすぐあらわれますから、要注意です。対策は、とにかく動くこと、自分で足を動かすことしかありません。

●健康長寿者は、皆アクティブに生きている

健康長寿者が多い地域の高齢者の生活を調べてみると、いくつかの共通点が見つかります。

・起伏の多い土地に住んでいること
・徒歩での移動が基本で、日常的によく歩いていること

これは世界共通で、長寿者は皆さん総じてアクティブです。それこそ、坂道や階段をものともせず、1日何キロも歩いているのです。

スポーツジムに通うなど特別な運動をしているわけではありませんが、置かれた環境から自然と活動量が増え、その生活をくり返すことで体が鍛えられ、結果的に、健康長寿につながっているのです。

「認知症ゼロ」という国内のある離島では、個人宅まで新聞が配達されないため、毎朝役場まで取りに行くのが日課だそうです。また、長寿者が多い地域には、床の上で座る生活が定着し、1日に何十回も立ったり座ったりするところもあるようです。

こうした事例は、健康寿命を延ばすいちばんの秘訣は、やはり「普通の暮らしのなかでよく動くこと。活動的に生きること」だと教えてくれます。

ですから、これまでアクティブな生活とほど遠かった方は、まず「立ち上がる」ことから動くベースづくりを始めましょう。

家の中なら、家事をきちんとやるだけでかなりの運動量になります。その価値に気づけば、料理や掃除など、一つ一つの用事を体を使ってしっかりやるようになります。雑巾がけは屈伸運動になるし、洗濯物や鍋を上げ下げするだけでも筋肉をかなり動かしていることになります。

これまで単なる義務感でやっていたことも「体にいいこと」と肯定的に捉えてやっていると、それがまた自分を引っ張る力になります。そして、うれしい行動変容が起こります。健康になるように、元気になるように自分を導いていくと、本当に健康になり、次の行動を起こすための気力も充実してきます。

●「立ててラッキー」と思えたら成功！あなたの行動は、まわりに連鎖する！

行動連鎖の先にある「もっと動く」が身につくと、その人の内面も変化し、積極的な思考になっていきます。

例えば、以前は、立ち上がるとき「めんどうだ」と感じながらやっていた用事も、「運動するチャンス」と前向きに捉えられるようになります。

その点は、座りすぎを見直した方は皆さん共通で
「満員電車で足を踏ん張るときも、ちょうどいいエクササイズと思える」

「モノを落として拾うときも、喜んで立ち上がれる」

このように証言されます。実際、混んだ電車で足を踏ん張るときも、落としたモノをしゃがんで拾うときも、足の筋肉をかなり使います。低いところから「よいしょ」と立ち上がる動作は、足の筋力アップにはうってつけなので、そのしくみがわかれば、「体にとてもいいこと」と思いながら実践でき、効果も上がるでしょう。わかった人は、デスクワーク中にうっかり消しゴムやペンを落としたとしても、

「運動ができてラッキーだ。これで、ちょっと寿命が延びたぞ！」

とニンマリできるわけです。

現代人は、手間のかかることをラクにやろうとして体を弱らせてしまったのだから、その逆のことをすれば体は鍛えられます。そして「めんどうなこと」をすすんでできるほど行動的になると、見える風景も変わり、街のいたるところに体を鍛える場があったことに気づけるでしょう。

これまで避けて通っていた急な坂道も、長い階段も、実は格好のトレーニング場で

す。これらをすすんで活用し、あなたが前よりずっとアクティブになれば、その行動力はまわりにも連鎖します。

立ち仕事を推奨しているIT関連企業では、外国人エンジニアが立って働く姿に日本人社員が触発され、立ち上がる連鎖が起こったといいます。「立つ」ほうが多数派になれば、その状況に合った環境づくりがすすみ、職場の風景も一変します。ファッションまで立ち上がりやすい活動的なスタイルに変わります。

職場であれ、学校であれ、家庭であれ、立つことを楽しみ、快適そうにしている人が一人いれば、その影響はまわりに広がり、立ち上がる人が1人、2人と増えていきます。そんな連鎖が各所で起これば、人も、社会も、健康に導かれるでしょう。

健康は自分で守る尊いものですが、「座りすぎ」を意識することから始め、「立つ→動く→もっと動く」という、とても簡単な流れのなかで　健康な体を生み出せるのです。

次は、あなたがその流れを起こす番です。家族を、職場の仲間たちを、友人たちを次々巻き込みながら、魔法のような連鎖を起こしてみましょう。

あなたの生活のなかの「座りすぎ」を意識しましょう。

そして立ち上がること。

「立つ↓動く」という運動の基本のキから、きっちり始めましょう。

本書をきっかけに、一人でも多くの方が座りすぎの問題に気づき、立ち上がる決心をされるよう願っています。

[著者]

岡 浩一朗（おか・こういちろう）

1970年生まれ。早稲田大学スポーツ科学学術院教授。

早稲田大学大学院人間科学研究科博士後期課程修了。博士（人間科学）を取得。

研究分野は健康行動科学、行動疫学。

特に運動不足の弊害、今日の日本人の老若男女を問わず運動不足を、無理なく解消させる方法を研究テーマにしていて、国民の健康寿命を延ばすことへの関心の高さから、研究動向が注目されている。

近年は欧米で先行している座りすぎの健康被害に関する研究の第一人者として脚光を浴び、ＮＨＫの「クローズアップ現代」「あさイチ」、日本テレビ系列「世界一受けたい授業」などの、いずれも座りすぎの弊害に迫った特集にて解説者として出演。大きな反響を呼んだ。

長生きしたければ座りすぎをやめなさい

2017年９月21日　第１刷発行

著　者――岡 浩一朗
発行所――ダイヤモンド社
〒150-8409　東京都渋谷区神宮前6-12-17
http://www.diamond.co.jp/
電話／03･5778･7232（編集）　03･5778･7240（販売）

装丁――――斉藤よしのぶ
イラスト――内山弘隆
写真――――倉部和彦
本文デザイン―ムシカゴグラフィックス
DTP･製作進行―ダイヤモンド・グラフィック社
印刷――――信毎書籍印刷（本文）・共栄メディア（カバー）
製本――――宮本製本所
編集協力――桜井裕子
編集担当――鈴木 豪

ISBN 978-4-478-10091-2